玛伊特·佩雷斯和哈维拉·托雷斯是两位科学家。她们从小就对生物学充满了热情，多年来致力于其研究和探索，并一直在科普领域有所贡献。玛伊特在社交媒体上通过视频分享科普内容，而哈维拉则以绘画和写作来传播知识。她们共同创办了一个名为《声波放大镜》的儿童科学播客，第一期的主题是：你们猜猜看，动物是如何睡觉的？

保拉·博西奥是一位来自哥伦比亚的作者和插画家，她对画画充满激情，以至于她将画画变成了自己的工作。她对大自然创造的一草一木都惊叹不已（如树叶、可爱的动物等），并以严谨且不失童趣的方式将它们描绘出来。

图书在版编目（CIP）数据

贪睡的脑袋 / (西) 玛伊特·佩雷斯, (西) 哈维拉·托雷斯著 ; (哥伦) 保拉·博西奥绘 ; 王诗雨译.
上海 : 上海文化出版社, 2024.12. -- ISBN 978-7-5535-3103-8

Ⅰ. R338.63-49

中国国家版本馆CIP数据核字第 2024MR7316 号

Oregional Title: Dormir a pata suelta
Text copyright @ Maite Pérez; Xaviera Torres 2023
Illustrations copyright @ Paula Bossio, 2023
First published in Spain by Editorial Flamboyant S.L.
in 2023 under the title Dormir a pata suelta
www.editorialflamboyant.com

图字：09-2024-0740号

出 版 人：姜逸青
出　　品：阿卡狄亚童书馆
责任编辑：赵　静
特约编辑：张侨玲
装帧设计：阿卡狄亚·王雅淇

书　　名：贪睡的脑袋
作　　者：[西]玛伊特·佩雷斯 [西]哈维拉·托雷斯 / 著 [哥伦]保拉·博西奥 / 绘
译　　者：王诗雨
出　　版：上海世纪出版集团 上海文化出版社
地　　址：上海市闵行区号景路159弄A座3楼　201101
发　　行：北京阿卡狄亚文化传播有限公司
印　　刷：小森印刷（北京）有限公司　010-80215076
开　　本：787×1092　1/12
印　　张：3 2/3
印　　次：2024年12月第一版　2024年12月第一次印刷
书　　号：ISBN 978-7-5535-3103-8/G.506
定　　价：69.00元

如发现印装质量问题影响阅读，请与阿卡狄亚童书馆联系调换。读者热线：010-87951023

贪睡的脑袋

[西] 玛伊特·佩雷斯　[西] 哈维拉·托雷斯 / 著

[哥伦] 保拉·博西奥 / 绘

王诗雨 / 译

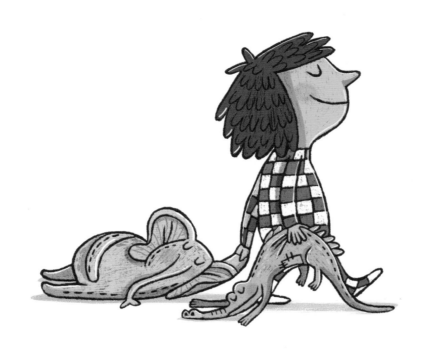

上海文化出版社

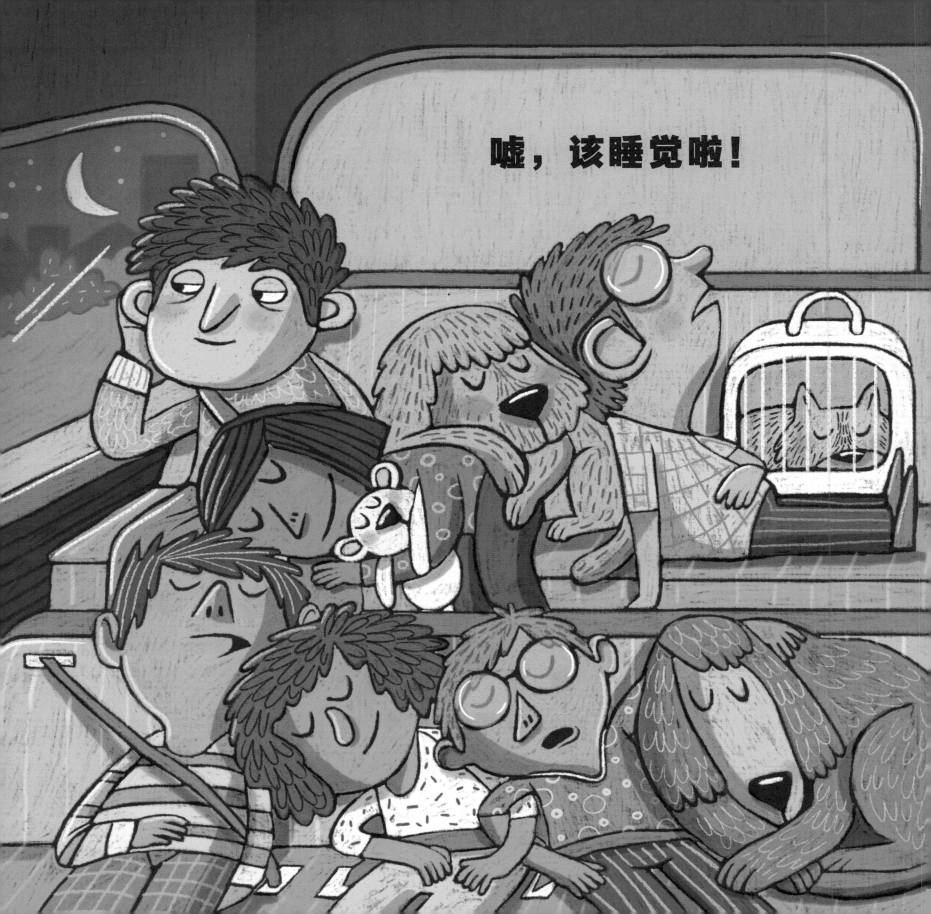

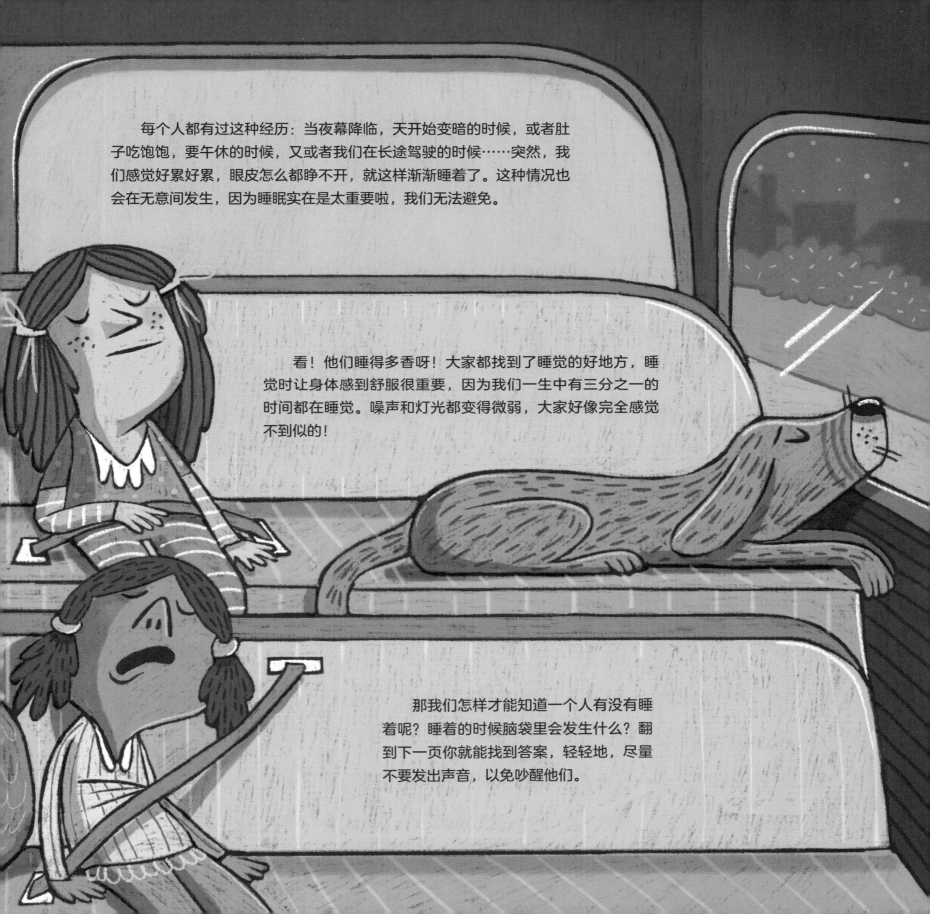

每个人都有过这种经历：当夜幕降临，天开始变暗的时候，或者肚子吃饱饱，要午休的时候，又或者我们在长途驾驶的时候……突然，我们感觉好累好累，眼皮怎么都睁不开，就这样渐渐睡着了。这种情况也会在无意间发生，因为睡眠实在是太重要啦，我们无法避免。

看！他们睡得多香呀！大家都找到了睡觉的好地方，睡觉时让身体感到舒服很重要，因为我们一生中有三分之一的时间都在睡觉。噪声和灯光都变得微弱，大家好像完全感觉不到似的！

那我们怎样才能知道一个人有没有睡着呢？睡着的时候脑袋里会发生什么？翻到下一页你就能找到答案，轻轻地，尽量不要发出声音，以免吵醒他们。

睡眠时的大脑

大脑里似乎有一场风暴，这是怎么回事？这些"闪电"是什么？

大脑里真的有电，别惊讶，这是大脑正常运作的基础。即使人在睡觉的时候，大脑里也会有脑电波。

通过观察这些脑电波，我们可以看到它们在睡眠时的变化，主要是两种类型的睡眠：深度睡眠和快速眼动睡眠。

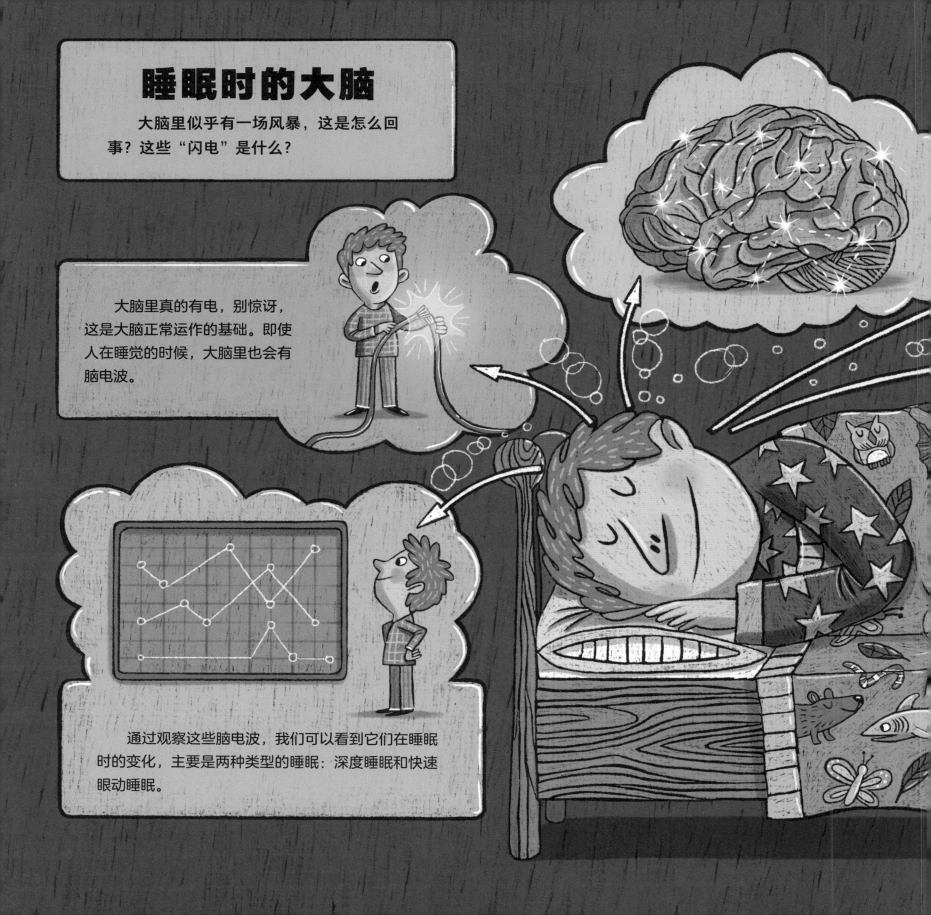

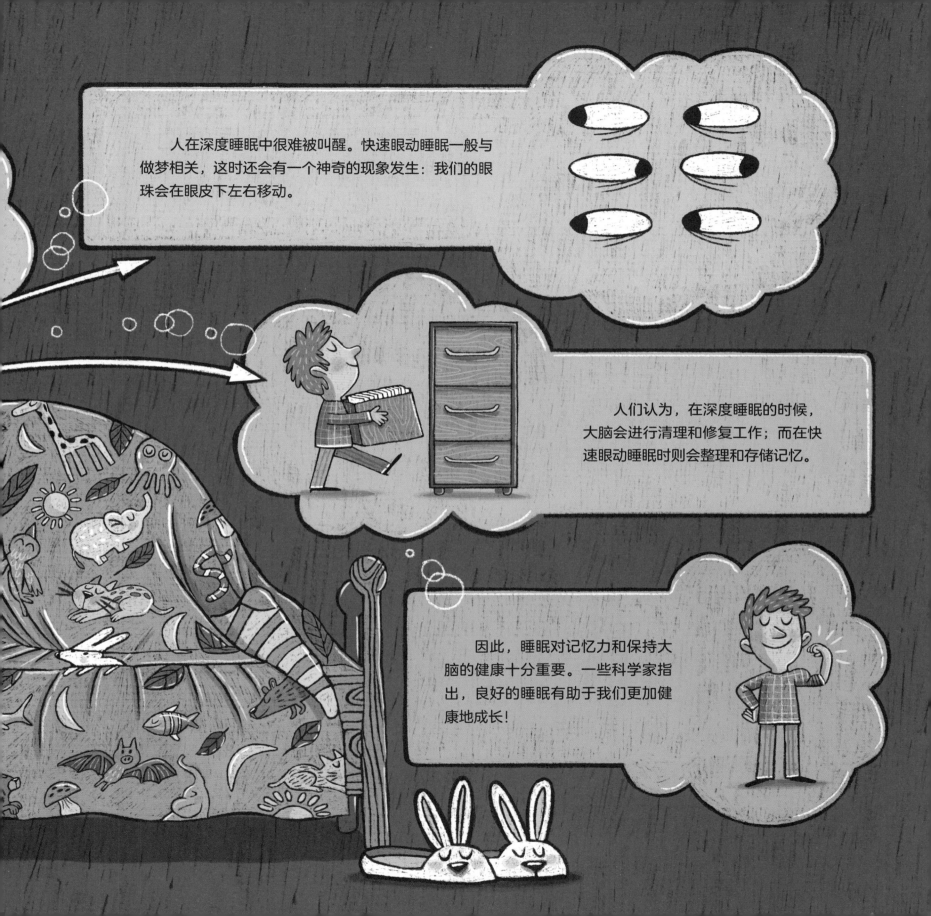

人在深度睡眠中很难被叫醒。快速眼动睡眠一般与做梦相关，这时还会有一个神奇的现象发生：我们的眼珠会在眼皮下左右移动。

人们认为，在深度睡眠的时候，大脑会进行清理和修复工作；而在快速眼动睡眠时则会整理和存储记忆。

因此，睡眠对记忆力和保持大脑的健康十分重要。一些科学家指出，良好的睡眠有助于我们更加健康地成长！

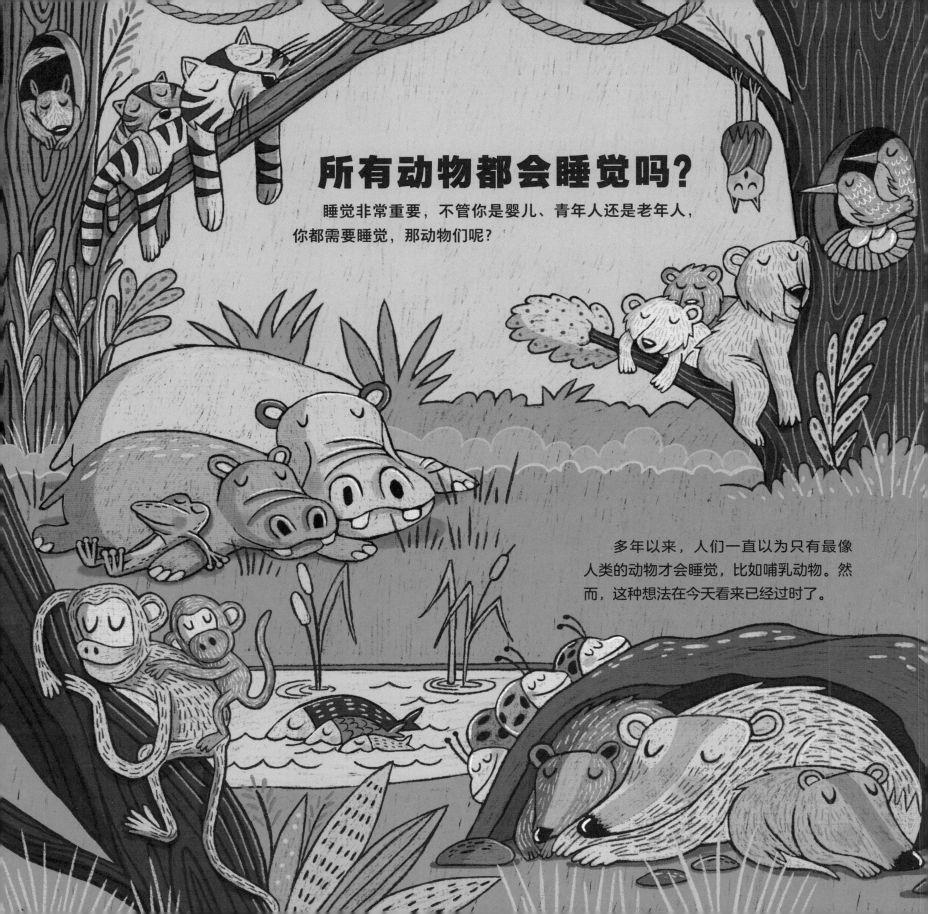

所有动物都会睡觉吗？

睡觉非常重要，不管你是婴儿、青年人还是老年人，
你都需要睡觉，那动物们呢？

多年以来，人们一直以为只有最像
人类的动物才会睡觉，比如哺乳动物。然
而，这种想法在今天看来已经过时了。

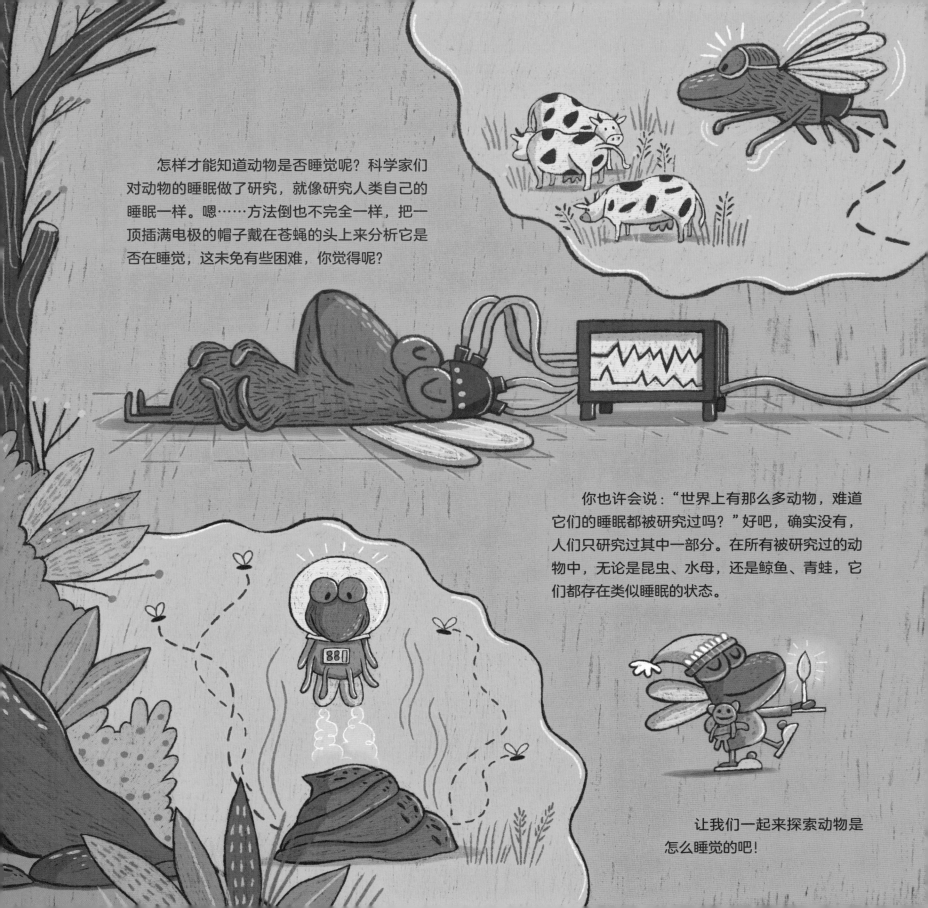

怎样才能知道动物是否睡觉呢？科学家们对动物的睡眠做了研究，就像研究人类自己的睡眠一样。嗯……方法倒也不完全一样，把一顶插满电极的帽子戴在苍蝇的头上来分析它是否在睡觉，这未免有些困难，你觉得呢？

你也许会说："世界上有那么多动物，难道它们的睡眠都被研究过吗？"好吧，确实没有，人们只研究过其中一部分。在所有被研究过的动物中，无论是昆虫、水母，还是鲸鱼、青蛙，它们都存在类似睡眠的状态。

让我们一起来探索动物是怎么睡觉的吧！

在家里呼呼大睡

那些住在我们家里的动物是怎么睡觉的呢？

狗和我们一样，晚上会连续睡几个小时，而且白天还会打盹儿。有时候，狗在睡梦中还会挥爪子和哼哼叫。难道它正在梦中玩游戏？等它下次做梦时，靠近点，你会发现它的眼珠在眼皮下面动来动去，和我们人类一样！

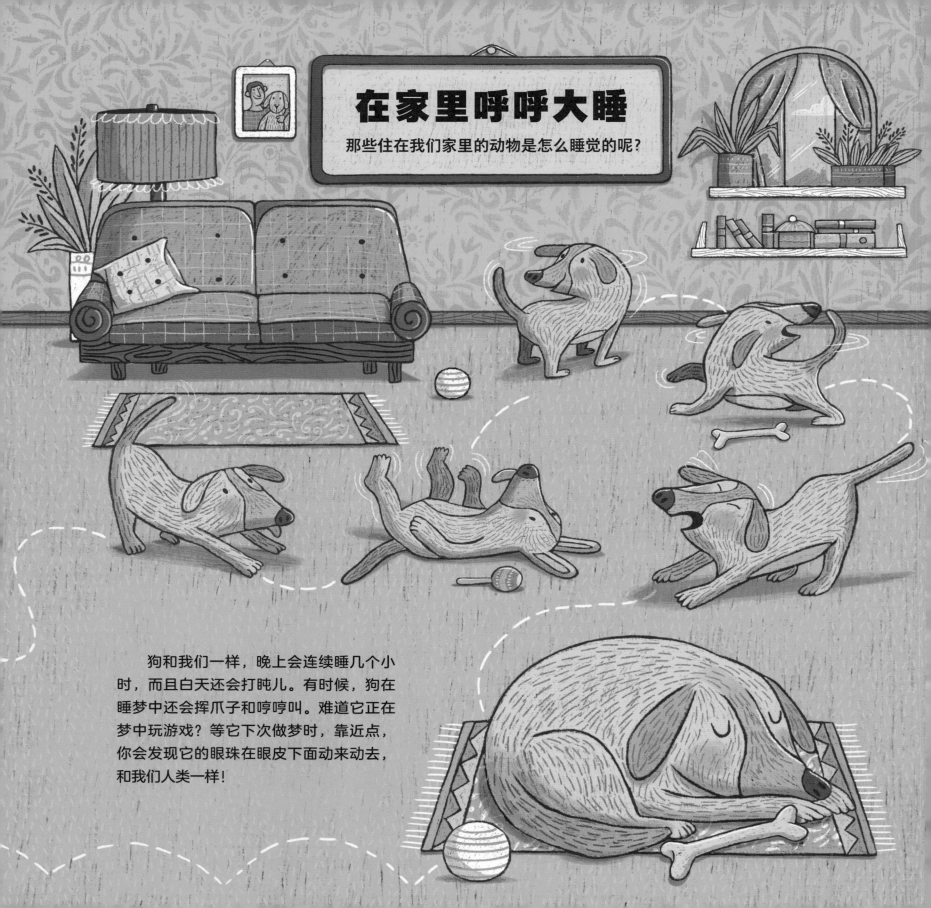

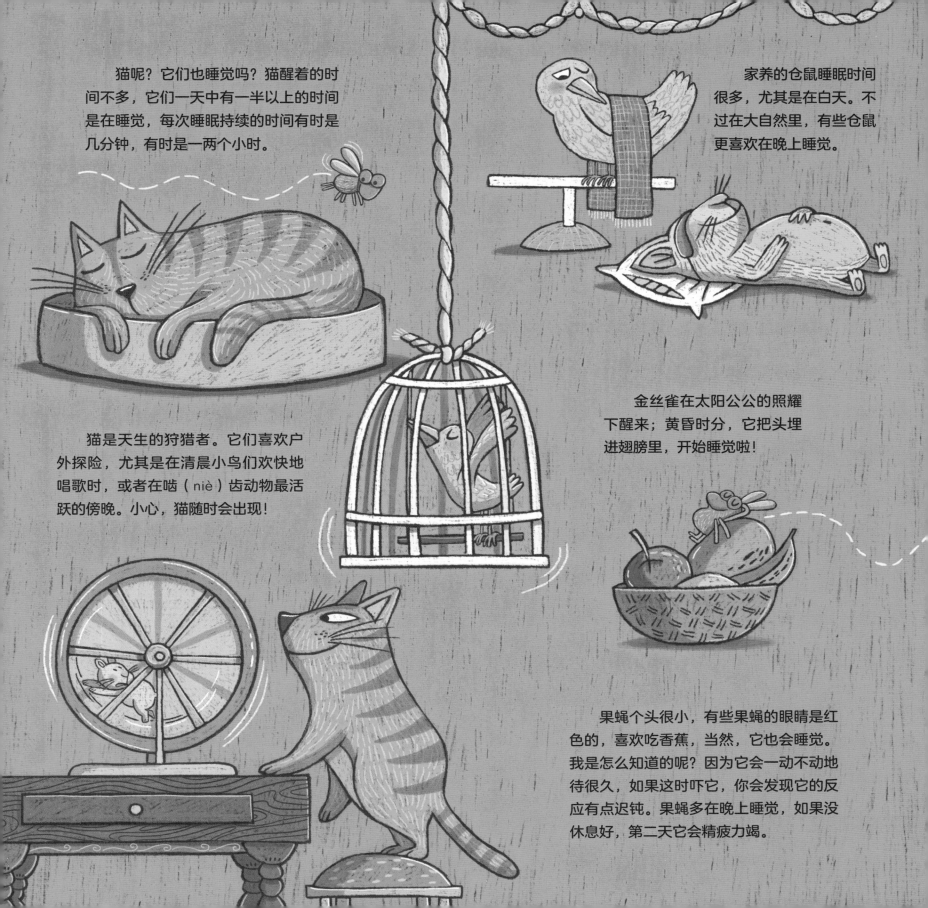

猫呢？它们也睡觉吗？猫醒着的时间不多，它们一天中有一半以上的时间是在睡觉，每次睡眠持续的时间有时是几分钟，有时是一两个小时。

猫是天生的狩猎者。它们喜欢户外探险，尤其是在清晨小鸟们欢快地唱歌时，或者在啮（niè）齿动物最活跃的傍晚。小心，猫随时会出现！

家养的仓鼠睡眠时间很多，尤其是在白天。不过在大自然里，有些仓鼠更喜欢在晚上睡觉。

金丝雀在太阳公公的照耀下醒来；黄昏时分，它把头埋进翅膀里，开始睡觉啦！

果蝇个头很小，有些果蝇的眼睛是红色的，喜欢吃香蕉，当然，它也会睡觉。我是怎么知道的呢？因为它会一动不动地待很久，如果这时吓它，你会发现它的反应有点迟钝。果蝇多在晚上睡觉，如果没休息好，第二天它会精疲力竭。

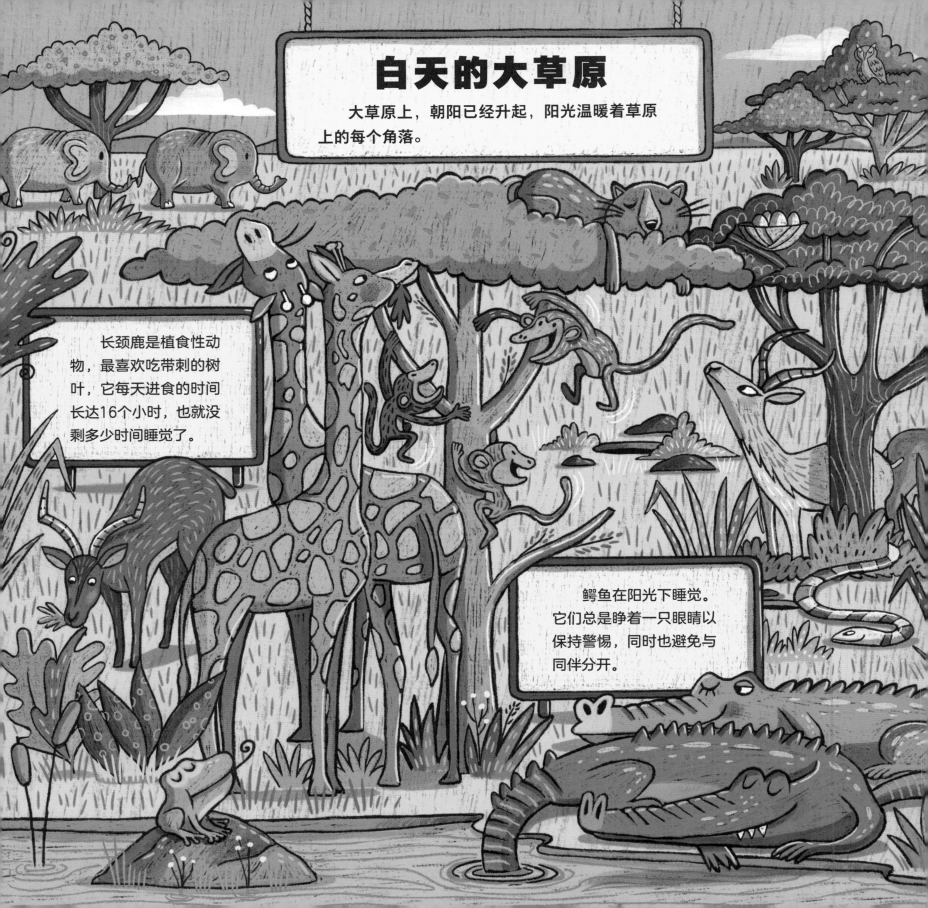

白天的大草原

大草原上，朝阳已经升起，阳光温暖着草原上的每个角落。

长颈鹿是植食性动物，最喜欢吃带刺的树叶，它每天进食的时间长达16个小时，也就没剩多少时间睡觉了。

鳄鱼在阳光下睡觉。它们总是睁着一只眼睛以保持警惕，同时也避免与同伴分开。

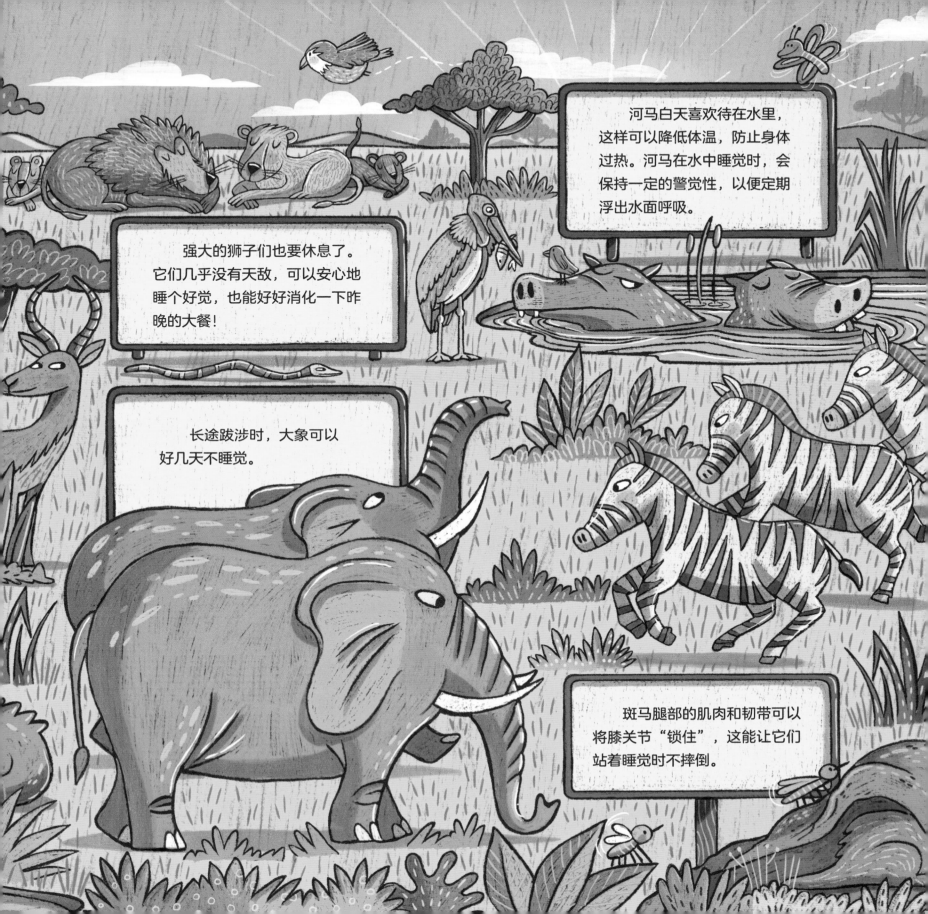

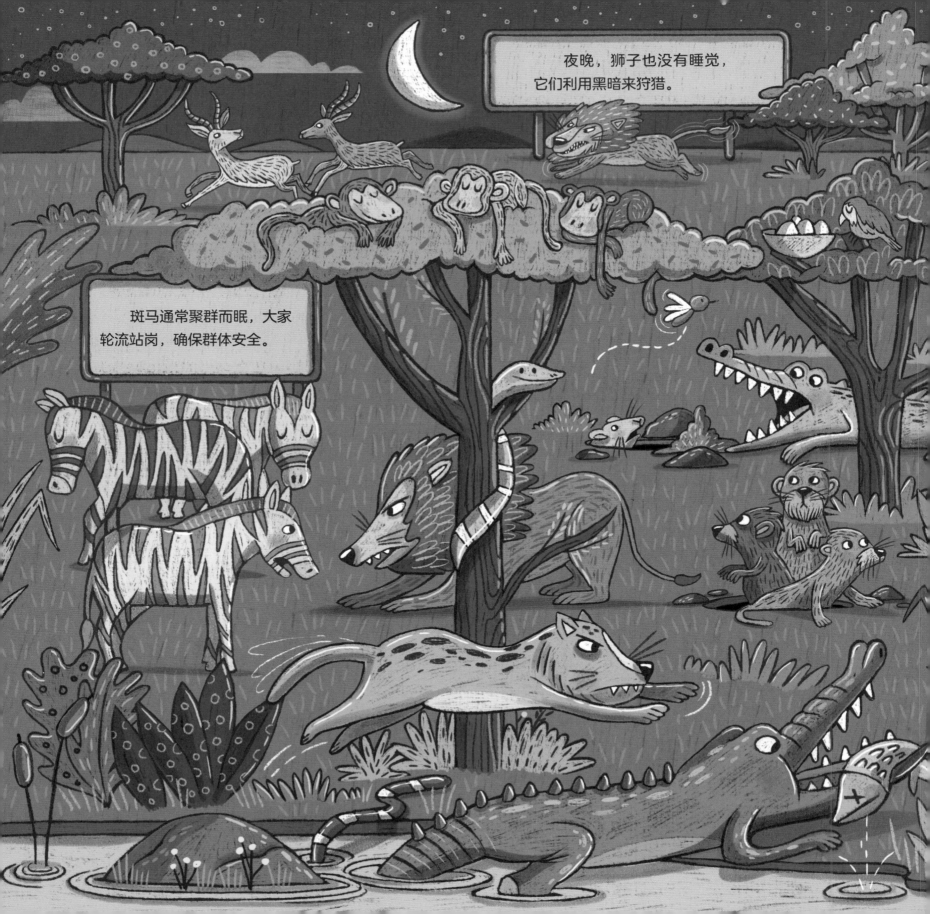

夜晚，狮子也没有睡觉，
它们利用黑暗来狩猎。

斑马通常聚群而眠，大家
轮流站岗，确保群体安全。

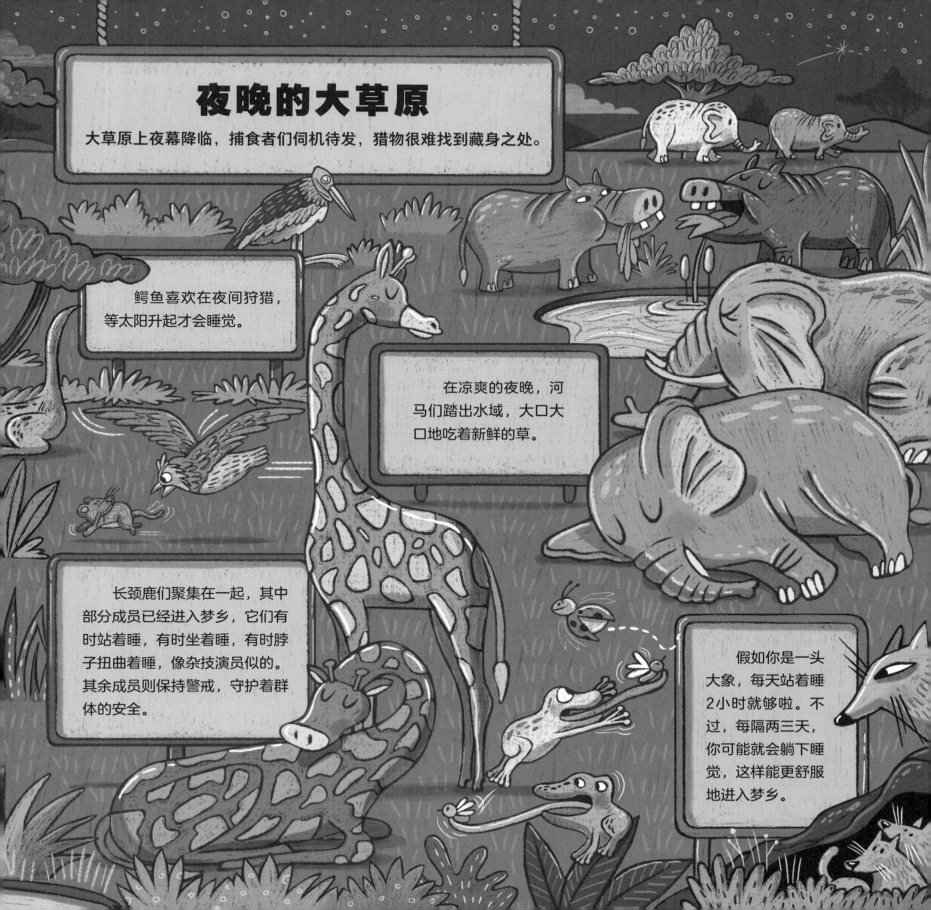

夜晚的大草原

大草原上夜幕降临，捕食者们伺机待发，猎物很难找到藏身之处。

鳄鱼喜欢在夜间狩猎，等太阳升起才会睡觉。

在凉爽的夜晚，河马们踏出水域，大口大口地吃着新鲜的草。

长颈鹿们聚集在一起，其中部分成员已经进入梦乡，它们有时站着睡，有时坐着睡，有时脖子扭曲着睡，像杂技演员似的。其余成员则保持警戒，守护着群体的安全。

假如你是一头大象，每天站着睡2小时就够啦。不过，每隔两三天，你可能就会躺下睡觉，这样能更舒服地进入梦乡。

在空中睡觉

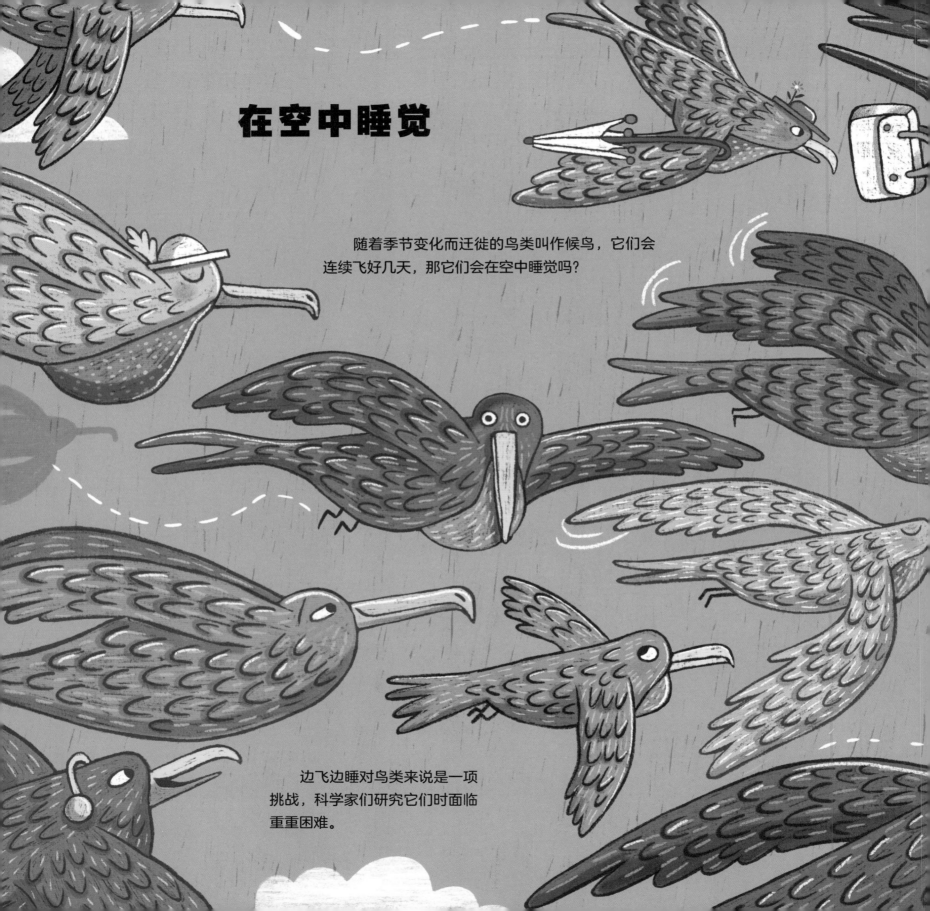

随着季节变化而迁徙的鸟类叫作候鸟，它们会连续飞好几天，那它们会在空中睡觉吗？

边飞边睡对鸟类来说是一项挑战，科学家们研究它们时面临重重困难。

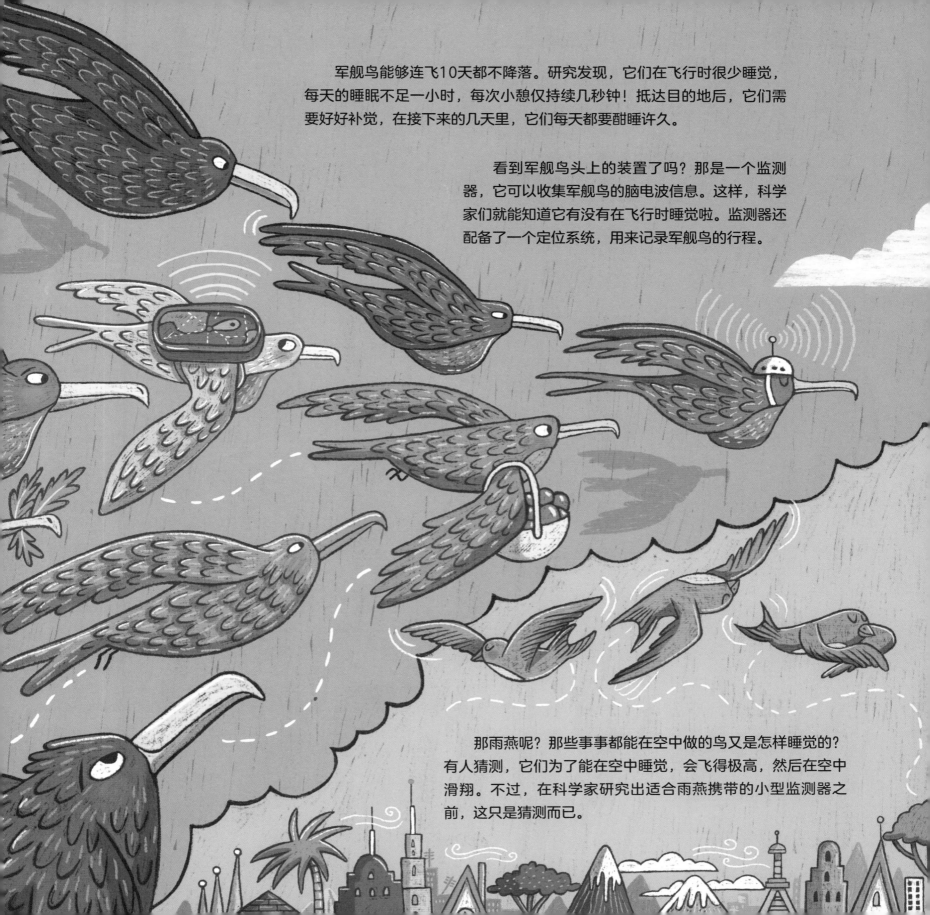

军舰鸟能够连飞10天都不降落。研究发现，它们在飞行时很少睡觉，每天的睡眠不足一小时，每次小憩仅持续几秒钟！抵达目的地后，它们需要好好补觉，在接下来的几天里，它们每天都要酣睡许久。

看到军舰鸟头上的装置了吗？那是一个监测器，它可以收集军舰鸟的脑电波信息。这样，科学家们就能知道它有没有在飞行时睡觉啦。监测器还配备了一个定位系统，用来记录军舰鸟的行程。

那雨燕呢？那些事事都能在空中做的鸟又是怎样睡觉的？有人猜测，它们为了能在空中睡觉，会飞得极高，然后在空中滑翔。不过，在科学家研究出适合雨燕携带的小型监测器之前，这只是猜测而已。

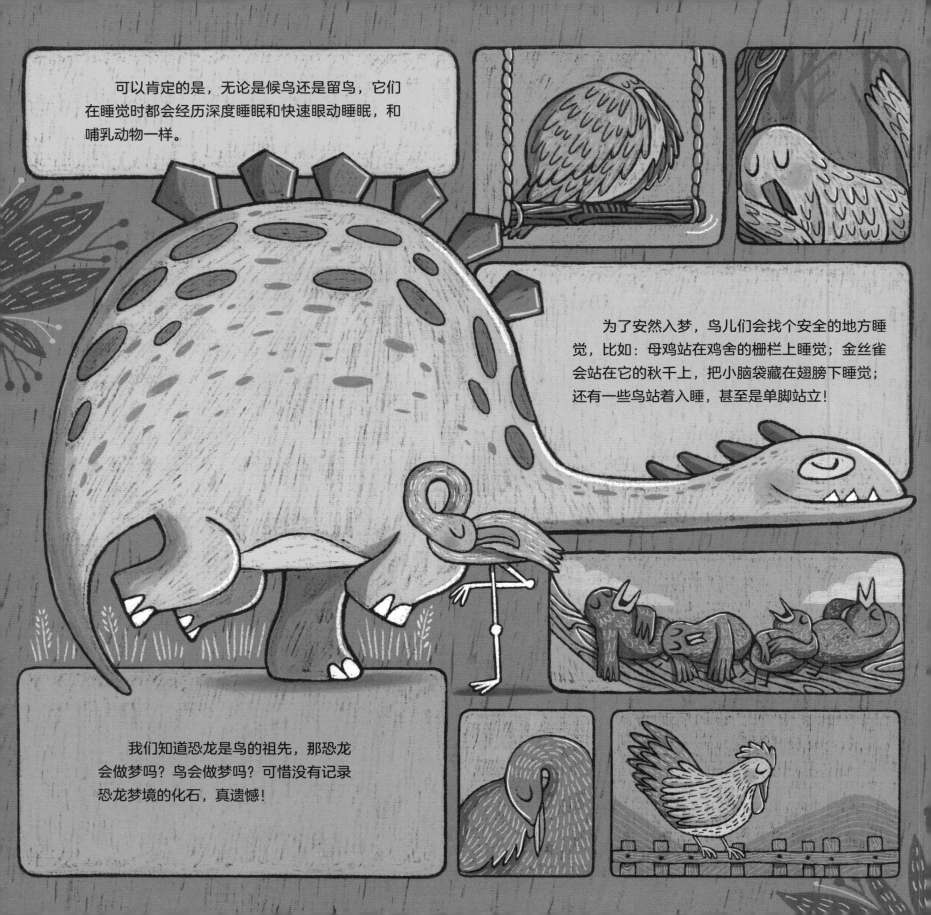

可以肯定的是，无论是候鸟还是留鸟，它们在睡觉时都会经历深度睡眠和快速眼动睡眠，和哺乳动物一样。

为了安然入梦，鸟儿们会找个安全的地方睡觉，比如：母鸡站在鸡舍的栅栏上睡觉；金丝雀会站在它的秋千上，把小脑袋藏在翅膀下睡觉；还有一些鸟站着入睡，甚至是单脚站立！

我们知道恐龙是鸟的祖先，那恐龙会做梦吗？鸟会做梦吗？可惜没有记录恐龙梦境的化石，真遗憾！

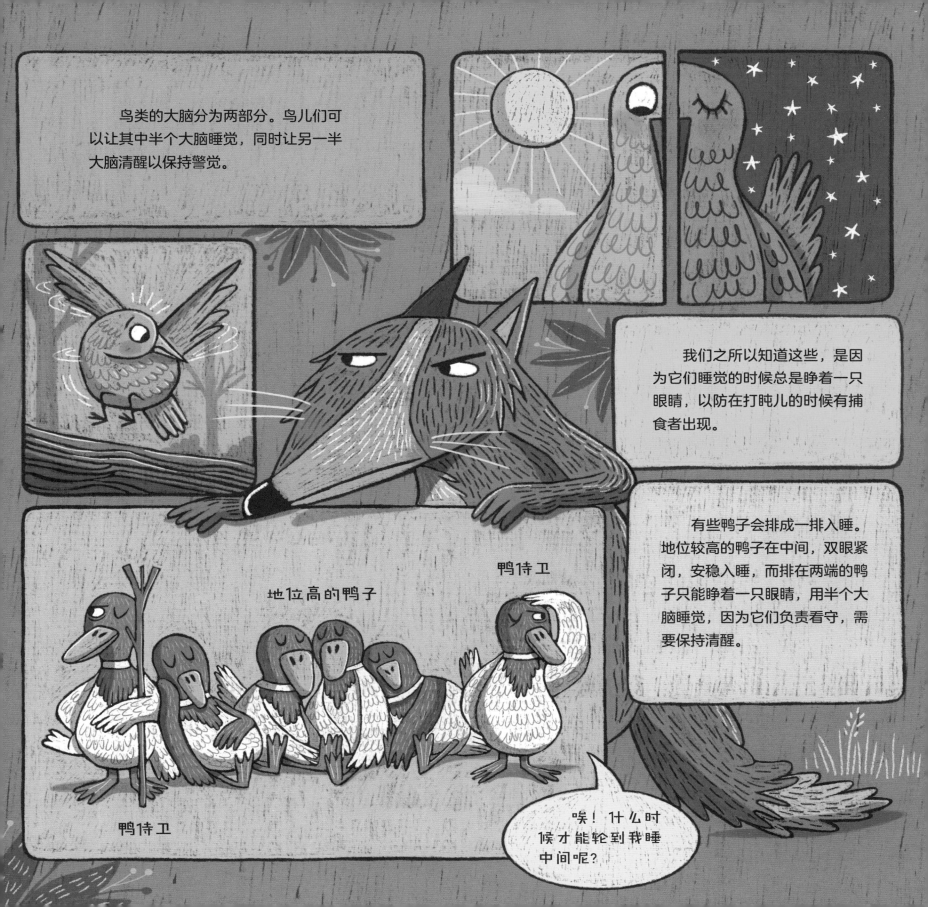

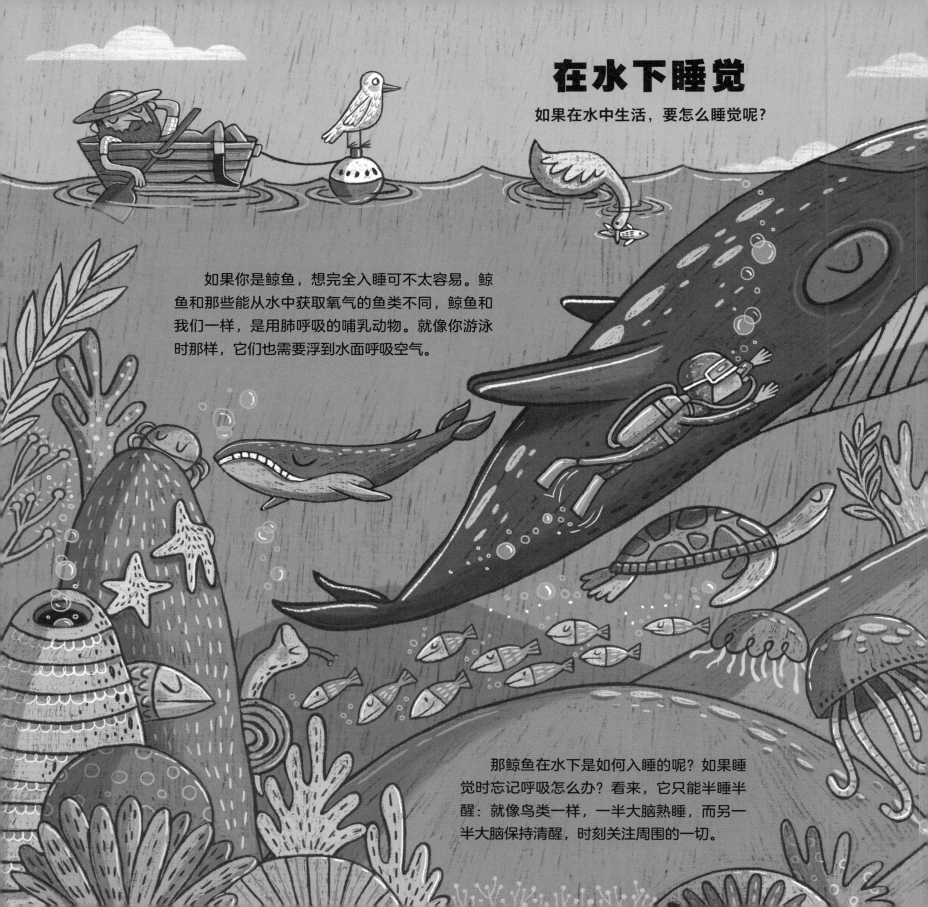

在水下睡觉

如果在水中生活，要怎么睡觉呢？

如果你是鲸鱼，想完全入睡可不太容易。鲸鱼和那些能从水中获取氧气的鱼类不同，鲸鱼和我们一样，是用肺呼吸的哺乳动物。就像你游泳时那样，它们也需要浮到水面呼吸空气。

那鲸鱼在水下是如何入睡的呢？如果睡觉时忘记呼吸怎么办？看来，它只能半睡半醒：就像鸟类一样，一半大脑熟睡，而另一半大脑保持清醒，时刻关注周围的一切。

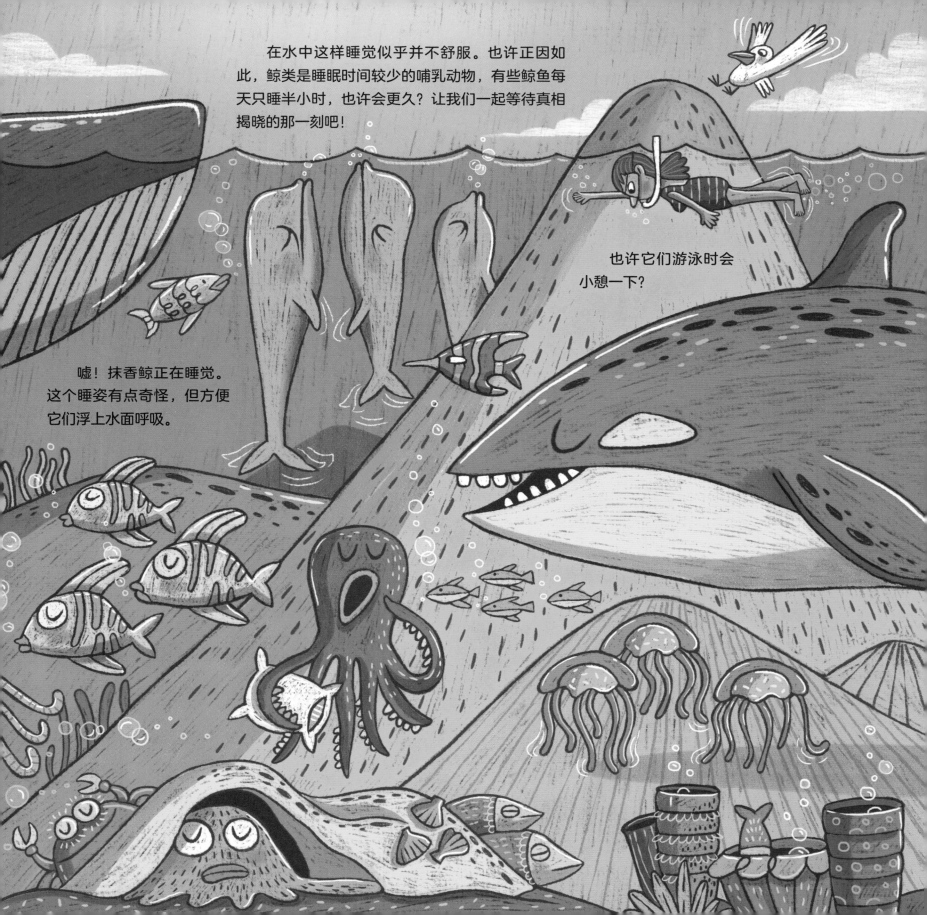

在水中这样睡觉似乎并不舒服。也许正因如此，鲸类是睡眠时间较少的哺乳动物，有些鲸鱼每天只睡半小时，也许会更久？让我们一起等待真相揭晓的那一刻吧！

也许它们游泳时会小憩一下？

嘘！抹香鲸正在睡觉。这个睡姿有点奇怪，但方便它们浮上水面呼吸。

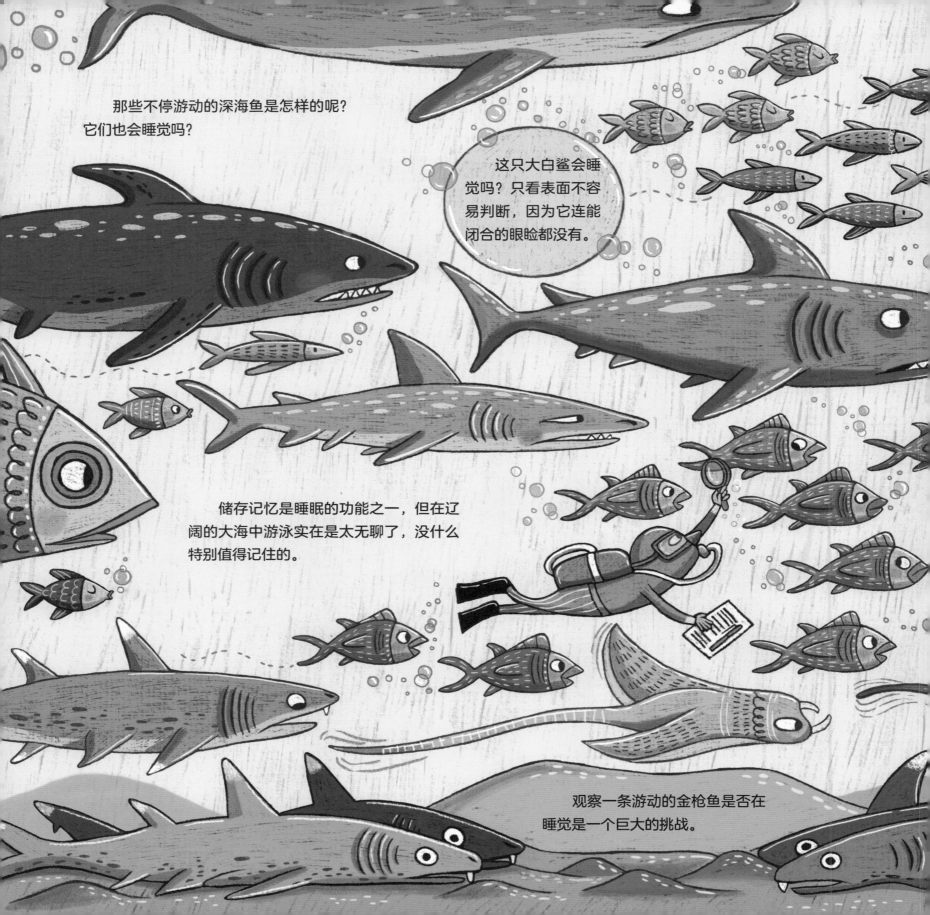

那些不停游动的深海鱼是怎样的呢？
它们也会睡觉吗？

这只大白鲨会睡觉吗？只看表面不容易判断，因为它连能闭合的眼睑都没有。

储存记忆是睡眠的功能之一，但在辽阔的大海中游泳实在是太无聊了，没什么特别值得记住的。

观察一条游动的金枪鱼是否在睡觉是一个巨大的挑战。

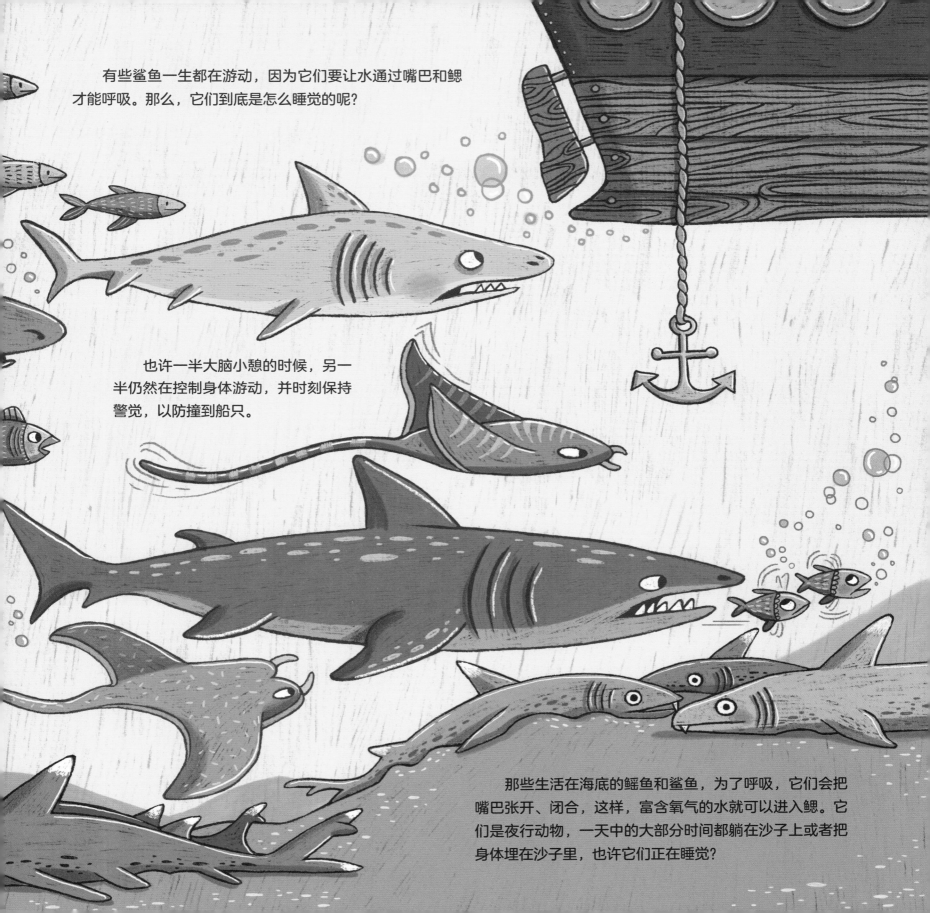

有些鲨鱼一生都在游动，因为它们要让水通过嘴巴和鳃才能呼吸。那么，它们到底是怎么睡觉的呢？

也许一半大脑小憩的时候，另一半仍然在控制身体游动，并时刻保持警觉，以防撞到船只。

那些生活在海底的鳐鱼和鲨鱼，为了呼吸，它们会把嘴巴张开、闭合，这样，富含氧气的水就可以进入鳃。它们是夜行动物，一天中的大部分时间都躺在沙子上或者把身体埋在沙子里，也许它们正在睡觉？

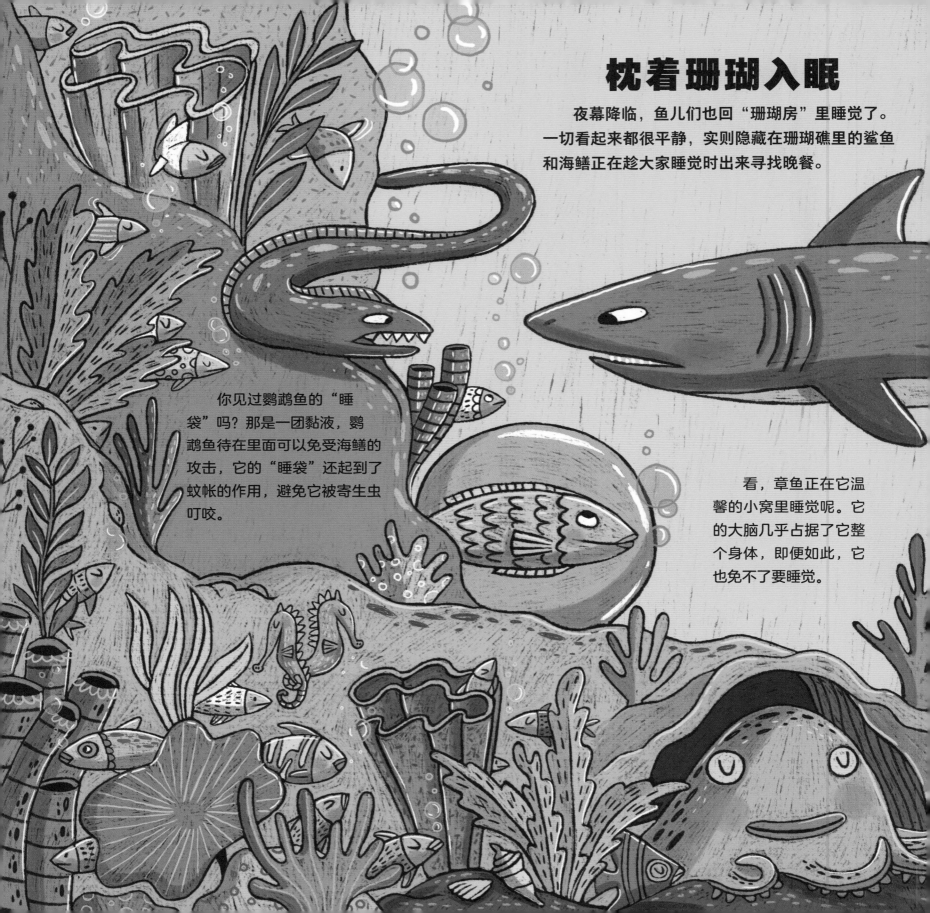

枕着珊瑚入眠

夜幕降临，鱼儿们也回"珊瑚房"里睡觉了。一切看起来都很平静，实则隐藏在珊瑚礁里的鲨鱼和海鳝正在趁大家睡觉时出来寻找晚餐。

你见过鹦鹉鱼的"睡袋"吗？那是一团黏液，鹦鹉鱼待在里面可以免受海鳝的攻击，它的"睡袋"还起到了蚊帐的作用，避免它被寄生虫叮咬。

看，章鱼正在它温馨的小窝里睡觉呢。它的大脑几乎占据了它整个身体，即便如此，它也免不了要睡觉。

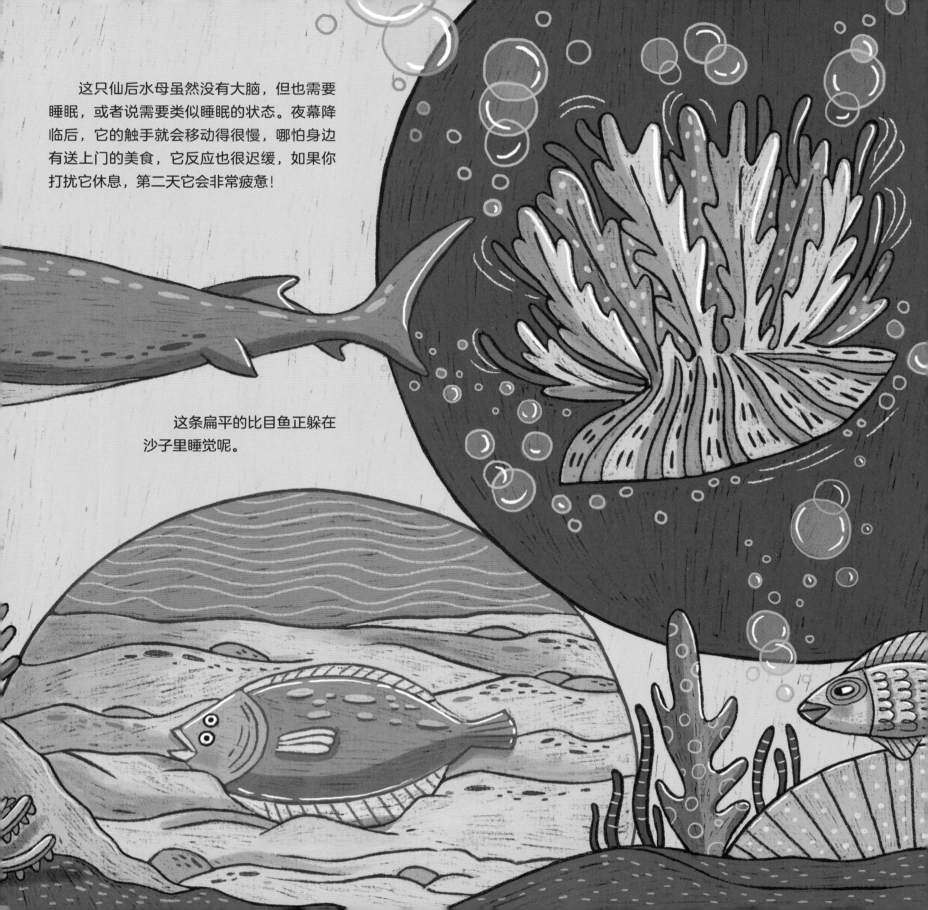

这只仙后水母虽然没有大脑，但也需要睡眠，或者说需要类似睡眠的状态。夜幕降临后，它的触手就会移动得很慢，哪怕身边有送上门的美食，它反应也很迟缓，如果你打扰它休息，第二天它会非常疲惫！

这条扁平的比目鱼正躲在沙子里睡觉呢。

地下世界的夜晚

谁把灯关了？

夜幕降临，我们会感到困倦，那就去睡觉吧！明天早上的阳光会唤醒我们。你有没有想过，如果你周围总是黑漆漆的，你要怎么判断入睡和醒来的时间呢？

这个问题可以请教地下居民——鼹鼠，或者穴居动物——蝾螈。

我住在安静且隐蔽的地下小屋。我在隧道里待的时间太久了，导致视力非常差。

与其他和我体形差不多的动物一样，我每天会断断续续地睡觉，每次睡上十几分钟或者几个小时。其实，我的睡眠并不会因为住在地下而变得不同。

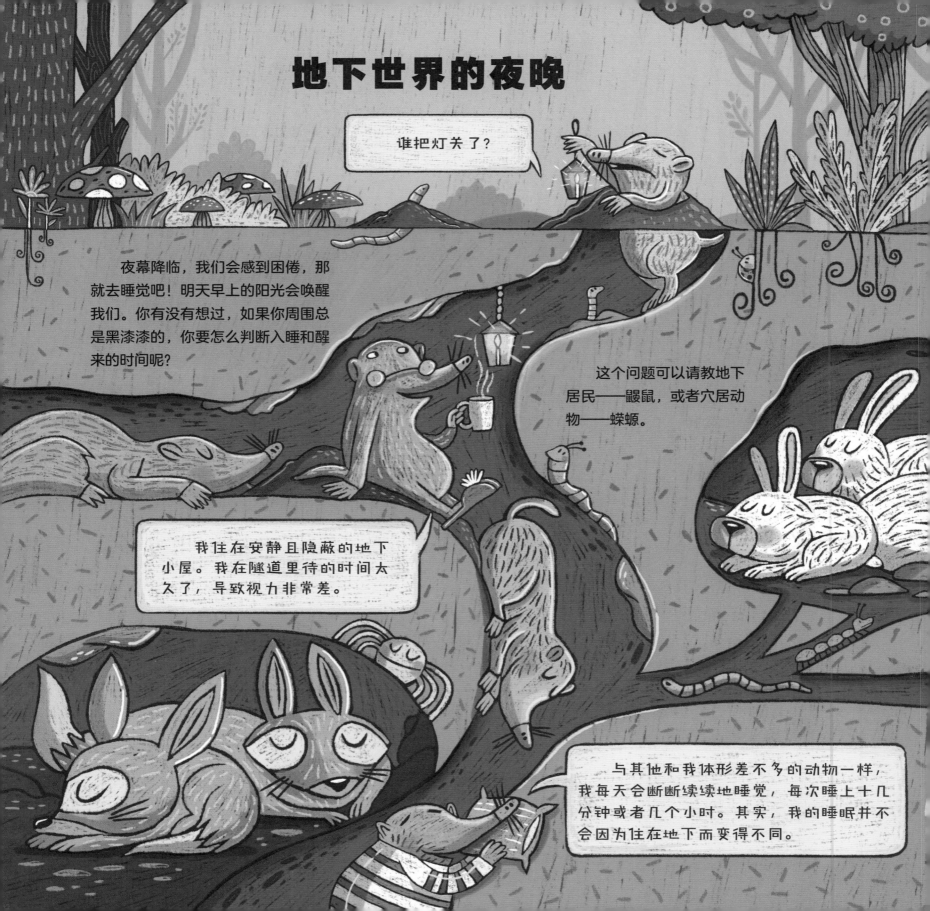

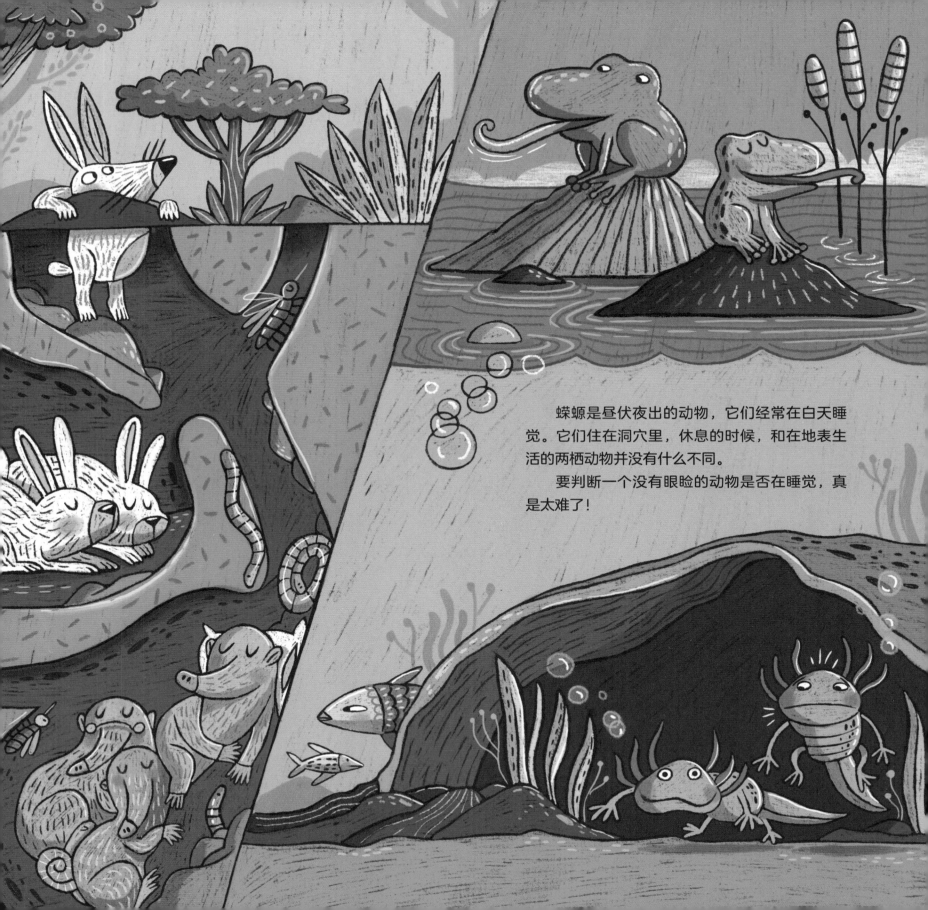

蝾螈是昼伏夜出的动物，它们经常在白天睡觉。它们住在洞穴里，休息的时候，和在地表生活的两栖动物并没有什么不同。

要判断一个没有眼睑的动物是否在睡觉，真是太难了！

当夜幕降临

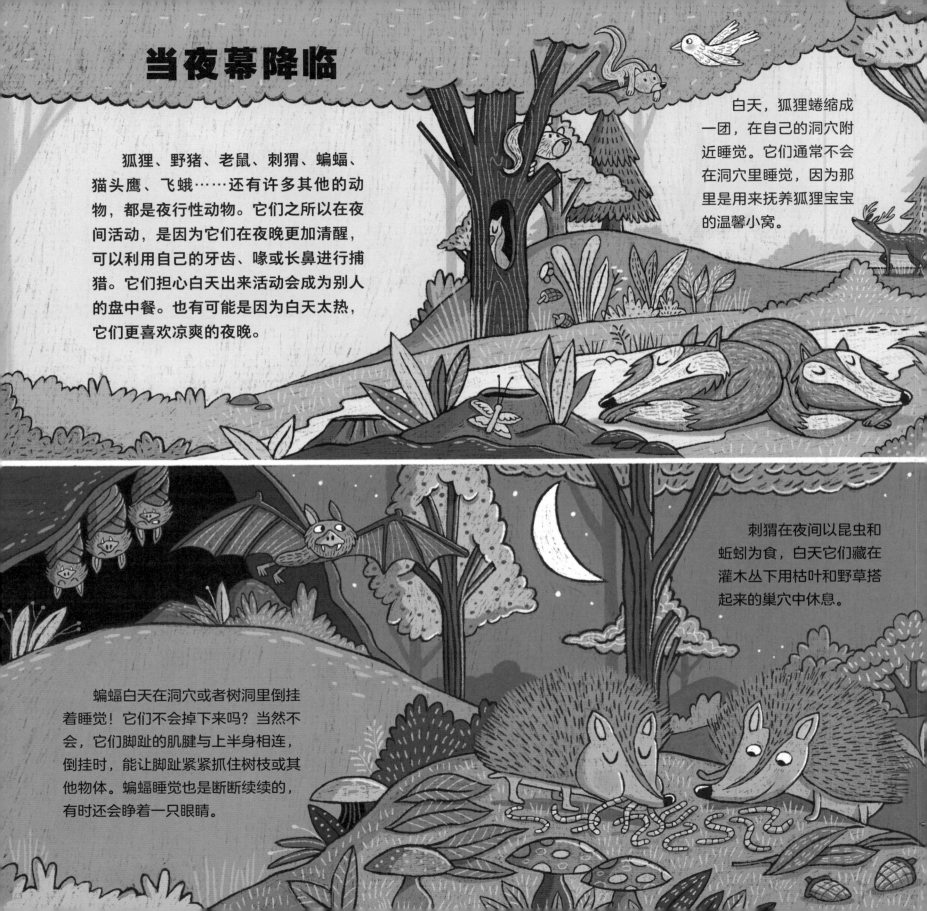

狐狸、野猪、老鼠、刺猬、蝙蝠、猫头鹰、飞蛾……还有许多其他的动物，都是夜行性动物。它们之所以在夜间活动，是因为它们在夜晚更加清醒，可以利用自己的牙齿、喙或长鼻进行捕猎。它们担心白天出来活动会成为别人的盘中餐。也有可能是因为白天太热，它们更喜欢凉爽的夜晚。

白天，狐狸蜷缩成一团，在自己的洞穴附近睡觉。它们通常不会在洞穴里睡觉，因为那里是用来抚养狐狸宝宝的温馨小窝。

蝙蝠白天在洞穴或者树洞里倒挂着睡觉！它们不会掉下来吗？当然不会，它们脚趾的肌腱与上半身相连，倒挂时，能让脚趾紧紧抓住树枝或其他物体。蝙蝠睡觉也是断断续续的，有时还会睁着一只眼睛。

刺猬在夜间以昆虫和蚯蚓为食，白天它们藏在灌木丛下用枯叶和野草搭起来的巢穴中休息。

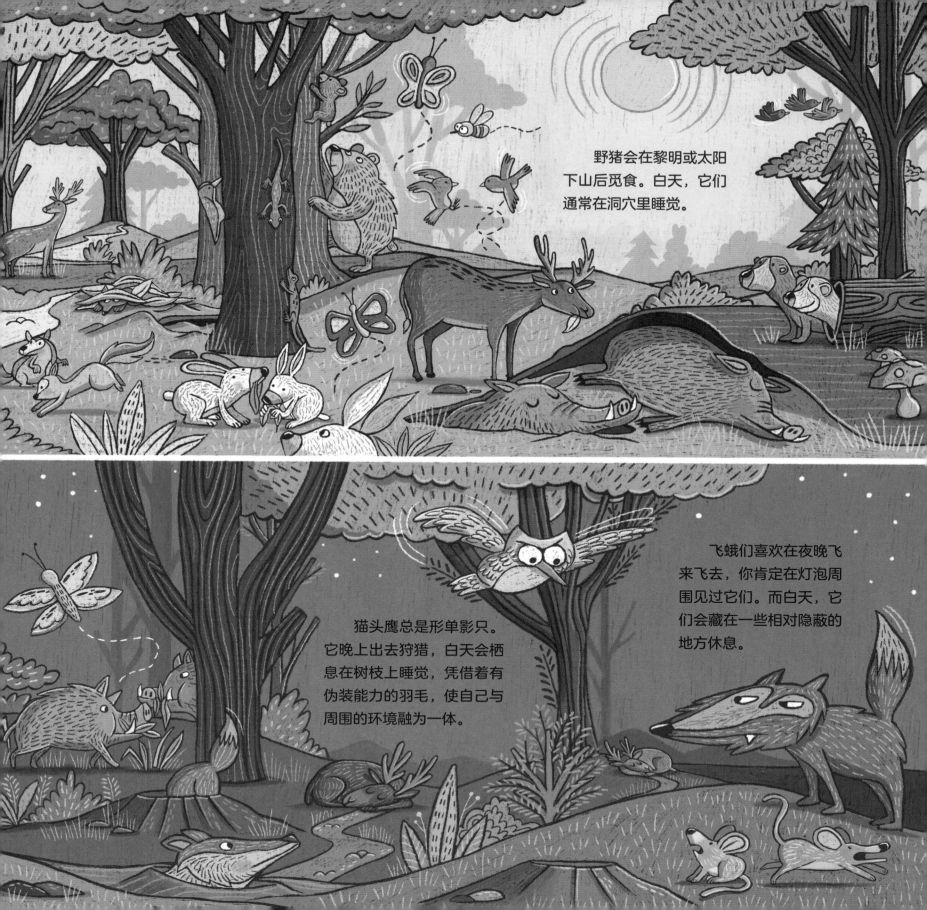

野猪会在黎明或太阳下山后觅食。白天，它们通常在洞穴里睡觉。

猫头鹰总是形单影只。它晚上出去狩猎，白天会栖息在树枝上睡觉，凭借着有伪装能力的羽毛，使自己与周围的环境融为一体。

飞蛾们喜欢在夜晚飞来飞去，你肯定在灯泡周围见过它们。而白天，它们会藏在一些相对隐蔽的地方休息。

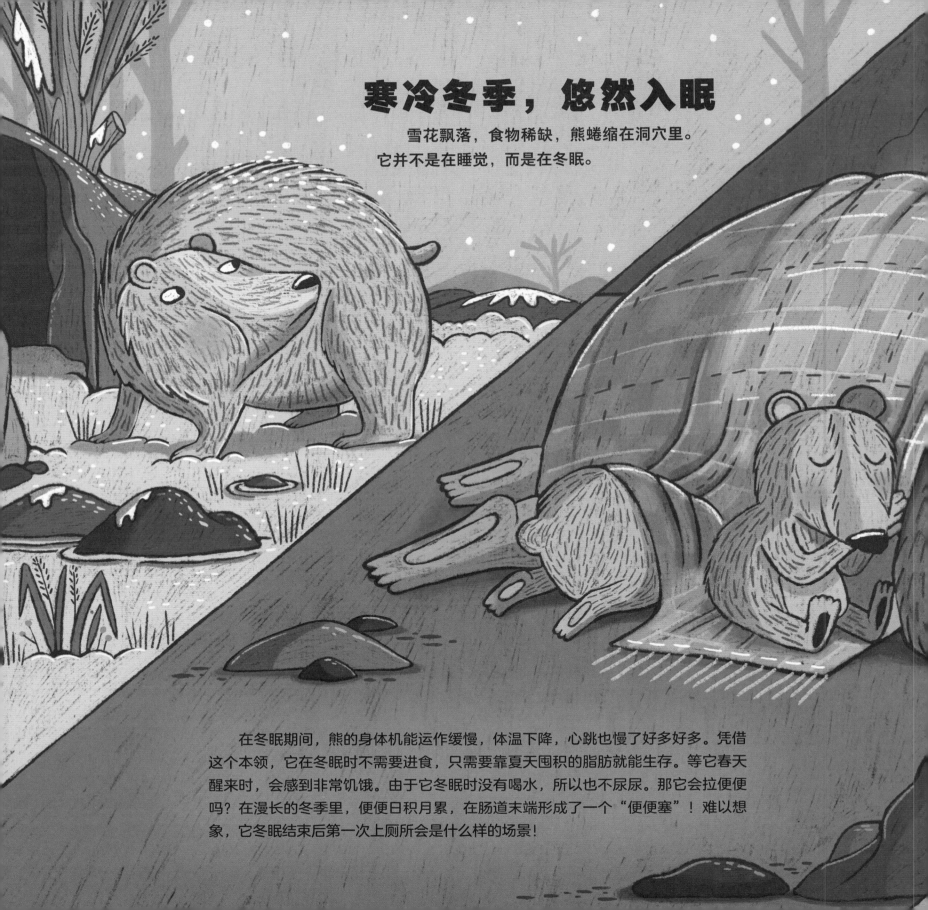

寒冷冬季，悠然入眠

雪花飘落，食物稀缺，熊蜷缩在洞穴里。
它并不是在睡觉，而是在冬眠。

在冬眠期间，熊的身体机能运作缓慢，体温下降，心跳也慢了好多好多。凭借这个本领，它在冬眠时不需要进食，只需要靠夏天囤积的脂肪就能生存。等它春天醒来时，会感到非常饥饿。由于它冬眠时没有喝水，所以也不尿尿。那它会拉便便吗？在漫长的冬季里，便便日积月累，在肠道末端形成了一个"便便塞"！难以想象，它冬眠结束后第一次上厕所会是什么样的场景！

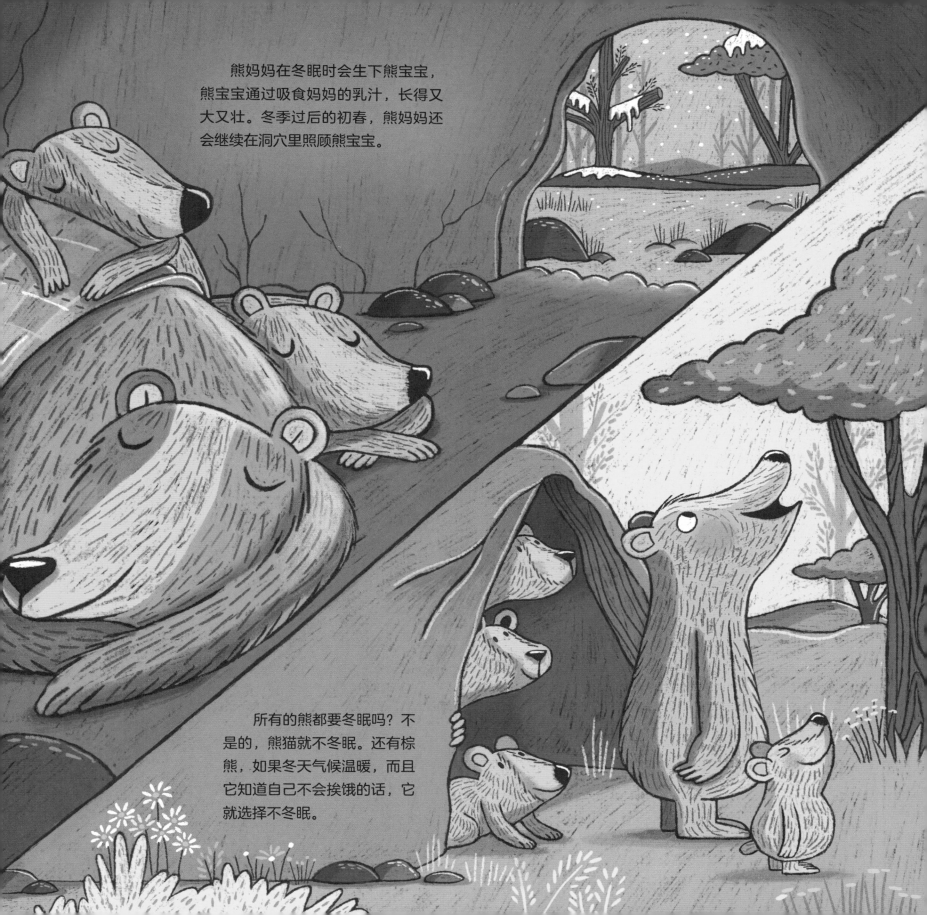

熊妈妈在冬眠时会生下熊宝宝，熊宝宝通过吸食妈妈的乳汁，长得又大又壮。冬季过后的初春，熊妈妈还会继续在洞穴里照顾熊宝宝。

所有的熊都要冬眠吗？不是的，熊猫就不冬眠。还有棕熊，如果冬天气候温暖，而且它知道自己不会挨饿的话，它就选择不冬眠。

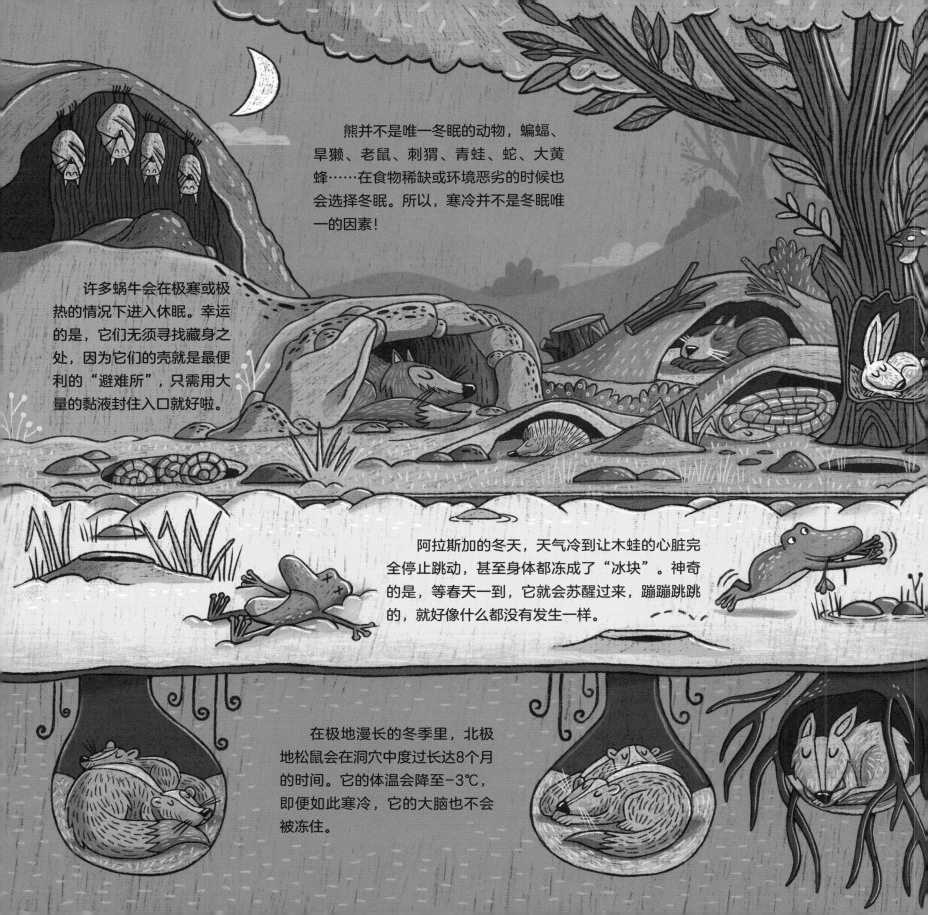

熊并不是唯一冬眠的动物，蝙蝠、旱獭、老鼠、刺猬、青蛙、蛇、大黄蜂……在食物稀缺或环境恶劣的时候也会选择冬眠。所以，寒冷并不是冬眠唯一的因素！

许多蜗牛会在极寒或极热的情况下进入休眠。幸运的是，它们无须寻找藏身之处，因为它们的壳就是最便利的"避难所"，只需用大量的黏液封住入口就好啦。

阿拉斯加的冬天，天气冷到让木蛙的心脏完全停止跳动，甚至身体都冻成了"冰块"。神奇的是，等春天一到，它就会苏醒过来，蹦蹦跳跳的，就好像什么都没有发生一样。

在极地漫长的冬季里，北极地松鼠会在洞穴中度过长达8个月的时间。它的体温会降至-3℃，即便如此寒冷，它的大脑也不会被冻住。

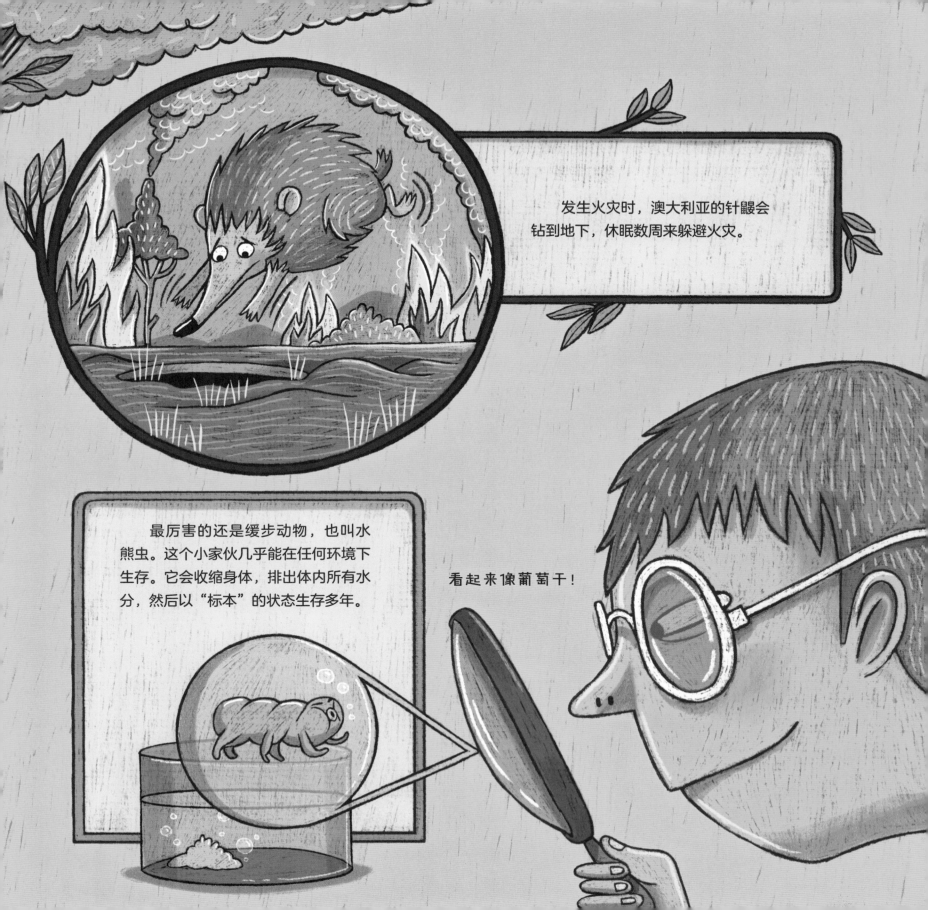

发生火灾时，澳大利亚的针鼹会钻到地下，休眠数周来躲避火灾。

最厉害的还是缓步动物，也叫水熊虫。这个小家伙几乎能在任何环境下生存。它会收缩身体，排出体内所有水分，然后以"标本"的状态生存多年。

看起来像葡萄干！

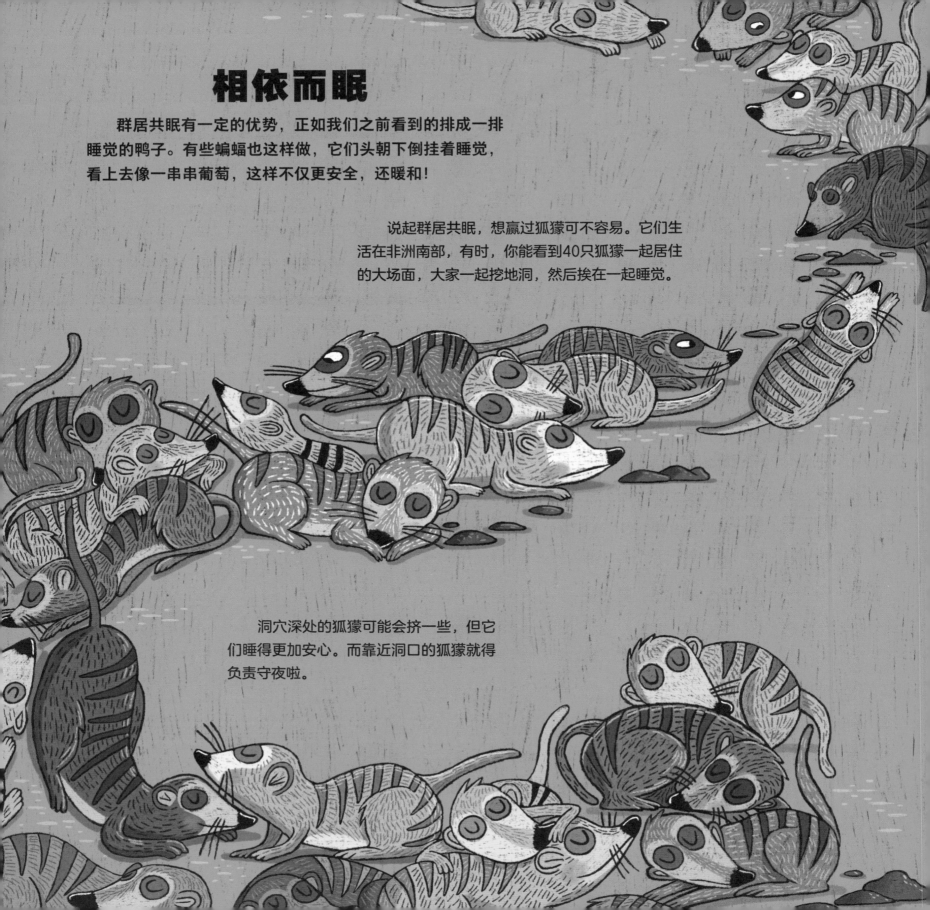

相依而眠

群居共眠有一定的优势，正如我们之前看到的排成一排睡觉的鸭子。有些蝙蝠也这样做，它们头朝下倒挂着睡觉，看上去像一串串葡萄，这样不仅更安全，还暖和！

说起群居共眠，想赢过狐獴可不容易。它们生活在非洲南部，有时，你能看到40只狐獴一起居住的大场面，大家一起挖地洞，然后挨在一起睡觉。

洞穴深处的狐獴可能会挤一些，但它们睡得更加安心。而靠近洞口的狐獴就得负责守夜啦。

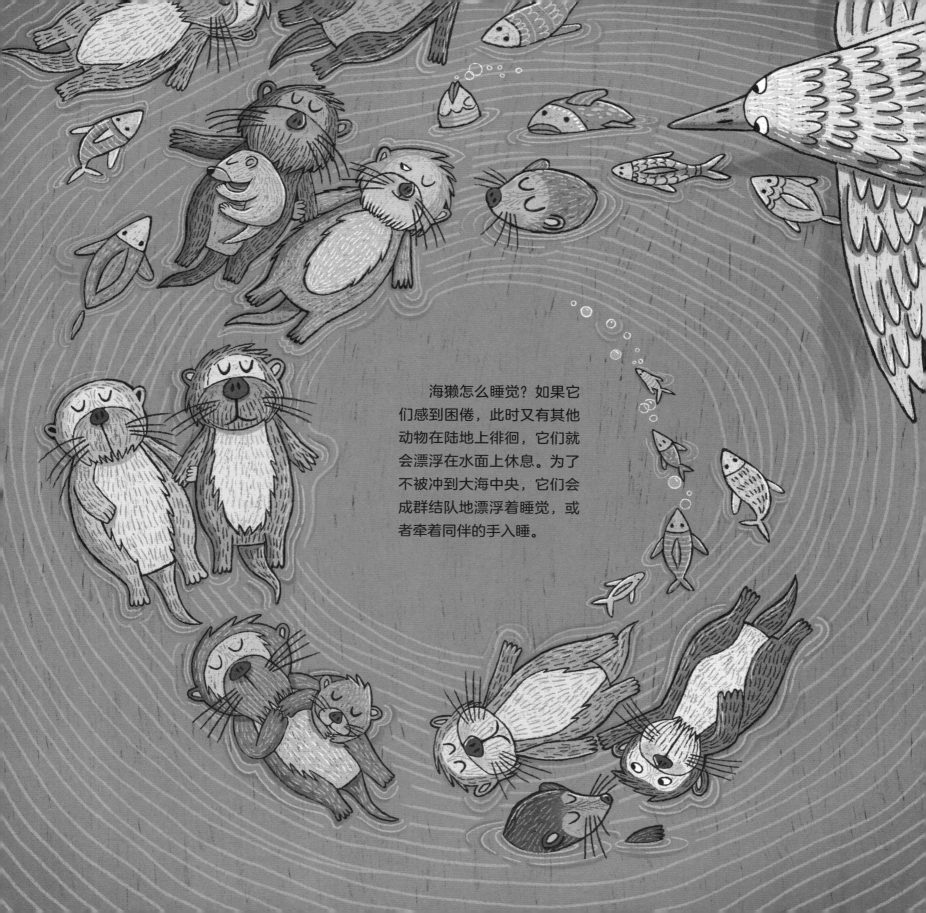

海獭怎么睡觉？如果它们感到困倦，此时又有其他动物在陆地上徘徊，它们就会漂浮在水面上休息。为了不被冲到大海中央，它们会成群结队地漂浮着睡觉，或者牵着同伴的手入睡。

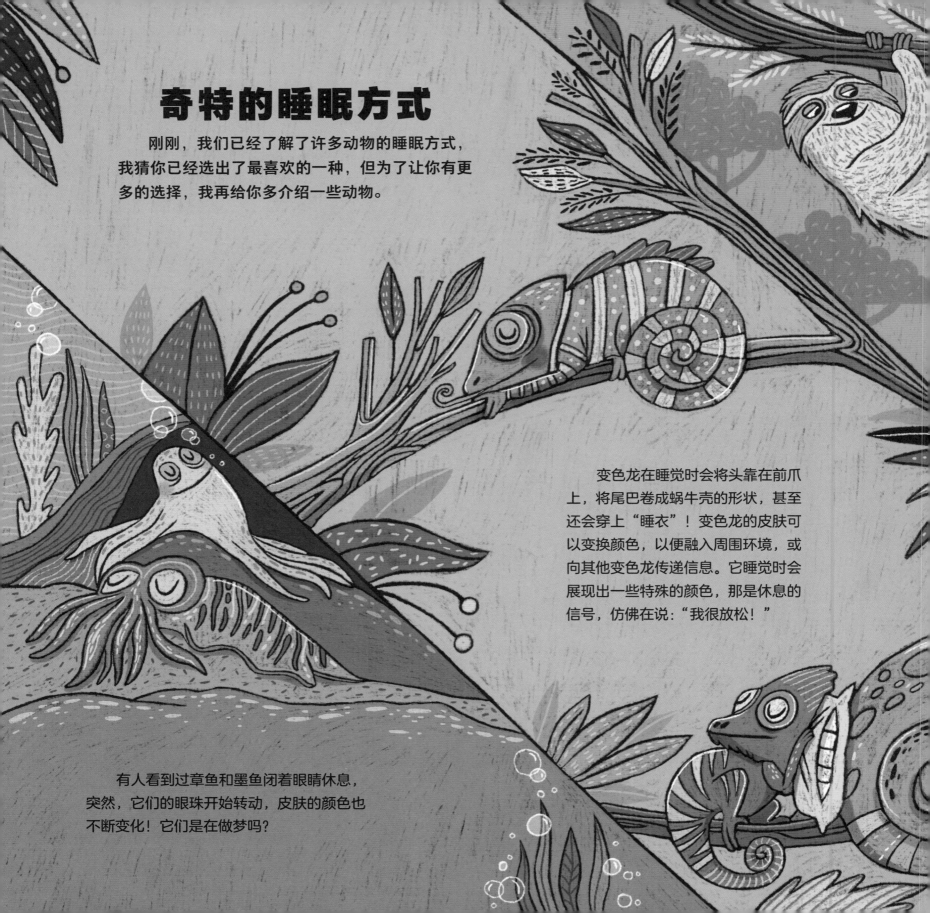

奇特的睡眠方式

刚刚，我们已经了解了许多动物的睡眠方式，我猜你已经选出了最喜欢的一种，但为了让你有更多的选择，我再给你多介绍一些动物。

变色龙在睡觉时会将头靠在前爪上，将尾巴卷成蜗牛壳的形状，甚至还会穿上"睡衣"！变色龙的皮肤可以变换颜色，以便融入周围环境，或向其他变色龙传递信息。它睡觉时会展现出一些特殊的颜色，那是休息的信号，仿佛在说："我很放松！"

有人看到过章鱼和墨鱼闭着眼睛休息，突然，它们的眼珠开始转动，皮肤的颜色也不断变化！它们是在做梦吗？

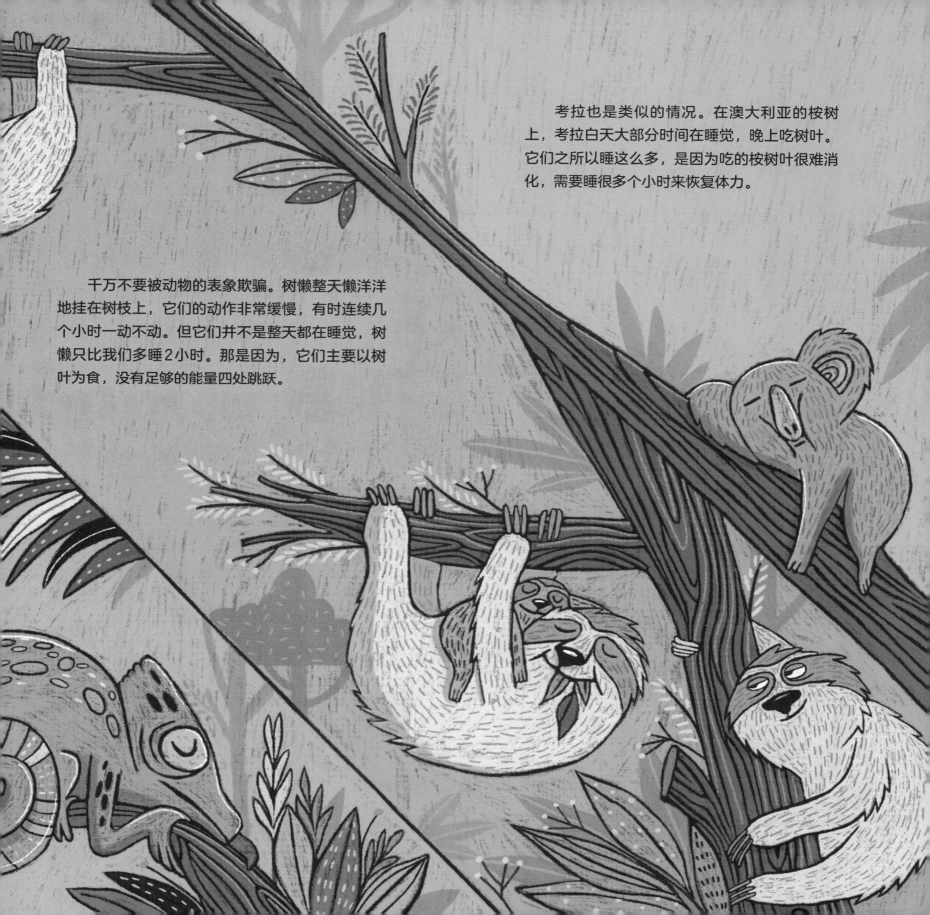

考拉也是类似的情况。在澳大利亚的按树上，考拉白天大部分时间在睡觉，晚上吃树叶。它们之所以睡这么多，是因为吃的按树叶很难消化，需要睡很多个小时来恢复体力。

千万不要被动物的表象欺骗。树懒整天懒洋洋地挂在树枝上，它们的动作非常缓慢，有时连续几个小时一动不动。但它们并不是整天都在睡觉，树懒只比我们多睡2小时。那是因为，它们主要以树叶为食，没有足够的能量四处跳跃。

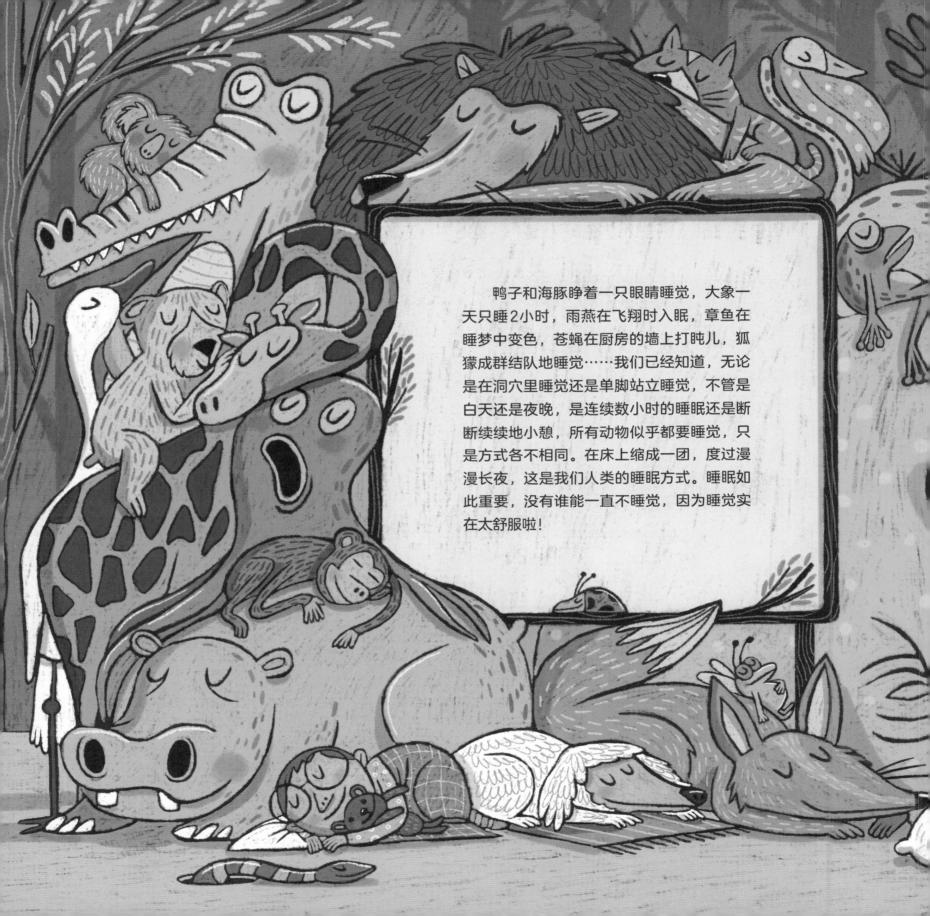

鸭子和海豚睁着一只眼睛睡觉，大象一天只睡2小时，雨燕在飞翔时入眠，章鱼在睡梦中变色，苍蝇在厨房的墙上打盹儿，狐獴成群结队地睡觉……我们已经知道，无论是在洞穴里睡觉还是单脚站立睡觉，不管是白天还是夜晚，是连续数小时的睡眠还是断断续续地小憩，所有动物似乎都要睡觉，只是方式各不相同。在床上缩成一团，度过漫漫长夜，这是我们人类的睡眠方式。睡眠如此重要，没有谁能一直不睡觉，因为睡觉实在太舒服啦！

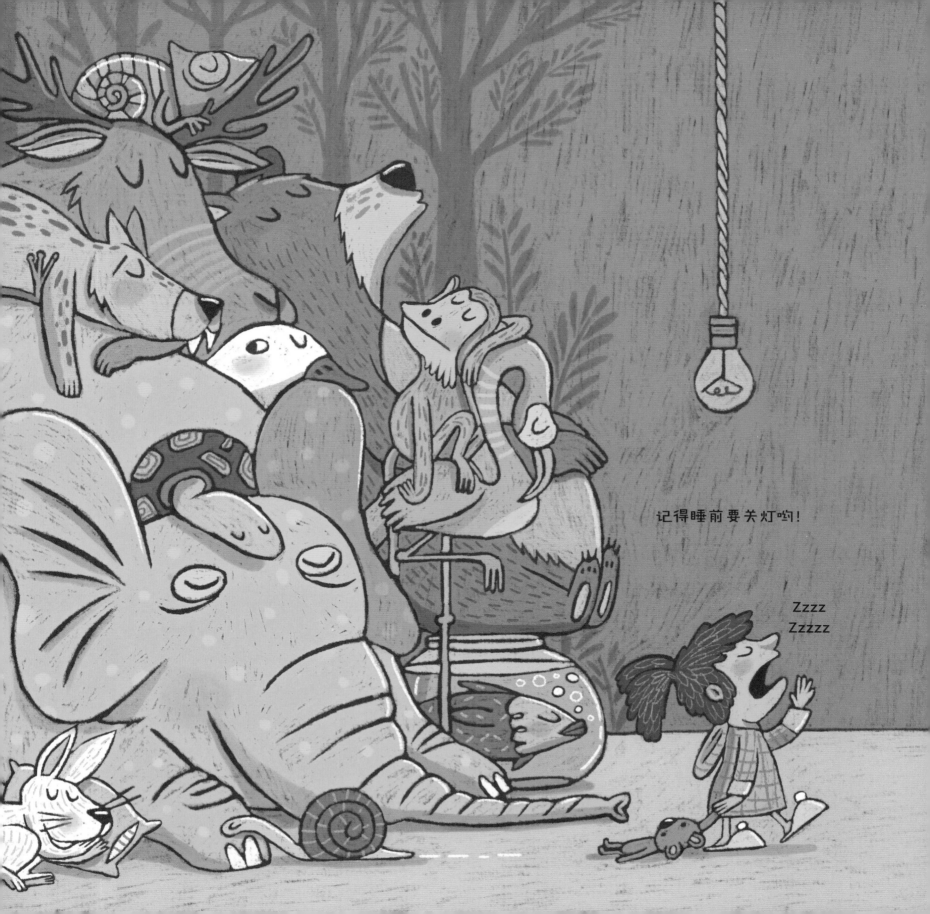

记得睡前要关灯哟！

Zzzz
Zzzzz